Shanna Kress

N'AIE PAS PEUR

Pour des raisons juridiques, certains prénoms (proches, personnalités importantes, agresseurs) ont été modifiés ou remplacés par une initiale.

Novembre 2018, Miami

— Je viens vous voir parce que je me sens très mal. Il y a quelque chose, chez moi, que je ne comprends pas. J'ai un gros problème avec les hommes, mais j'ignore d'où il vient. L'autre jour, j'ai fait une chose abominable. J'ai encore voulu me faire du mal.

— On va reprendre depuis le début. Quel genre de petite fille étiez-vous, à cinq ans ?

— A cinq ans ? Je ne me souviens pas de mes cinq ans.

— Et à huit ans ?

— Je ne me souviens pas de mes huit ans.

— Vos quinze ans, alors ?

— Non plus.

— Vous avez fait une amnésie dissociative post traumatique. Vous avez du vivre des évènements traumatisants, que votre cerveau a volontairement effacés. Mais nous avons besoin de ces souvenirs pour vous aider à avancer. Il va falloir les retrouver.

— Comment faire pour me souvenir ?

— Demandez à vos parents, ils pourront certainement vous aider.

En sortant de ma séance de psychothérapie, j'appelle aussitôt ma mère. Elle est la seule qui puisse m'aider à me souvenir de mon enfance.

— Allo, maman ? Il faut que tu m'aides… J'ai tout oublié.

30 ANS PLUS TÔT

1

Requiem pour un fou

Je m'appelle Alicia, mais l'on me connaît sous le nom de « Shanna ». Il y a quinze ans, je me suis réinventée. J'ai voulu laisser derrière moi la petite Alicia et ses lourds souvenirs. Mais ce n'est pas en changeant d'identité que j'ai tout oublié.

Je suis issue d'une famille modeste. Ma mère, Dominique, enchaîne les petits boulots. Mon père, Alain, est chauffeur routier. Nous habitons dans la banlieue de

Marseille, dans une grande maison que mon père a construite. Mon père a la main facile pour nous faire comprendre les choses. Je ne dirais pas que c'est un mauvais père : il applique sur nous la même éducation qu'il a eue.

Enfant, je suis une petite boule, mignonne, souriante mais forte-tête. Je fais beaucoup de bêtises et ma mère me court après autour de la table pour m'attraper, sans jamais y parvenir. Physiquement, j'ai beaucoup de cheveux et de poils très noirs – à tel point qu'à la naissance, ma mère a demandé aux sages-femmes :

– Il est vraiment à moi, ce petit singe ?

Je suis débrouillarde, active et passionnée. J'aime les animaux, le dessin, la danse et surtout le chant. Je commence par apprendre « Je t'aime » de Lara Fabian, et la chante à longueur de journée. C'est un drôle de choix, car dans cette maison personne ne se dit jamais « Je t'aime ». Plus tard, je chante en première partie de Julie Pietri. Un « agent », nommé Serge, m'aide à chanter ça-et-là. L'art me permet de m'exprimer à travers autre chose que la parole. Ces activités sont pour moi une réelle nécessité. Ce manque d'affection de ma famille me plonge dans un profond mal-être. J'envie les autres enfants, lesquels, je pense, reçoivent de l'amour de leurs parents.

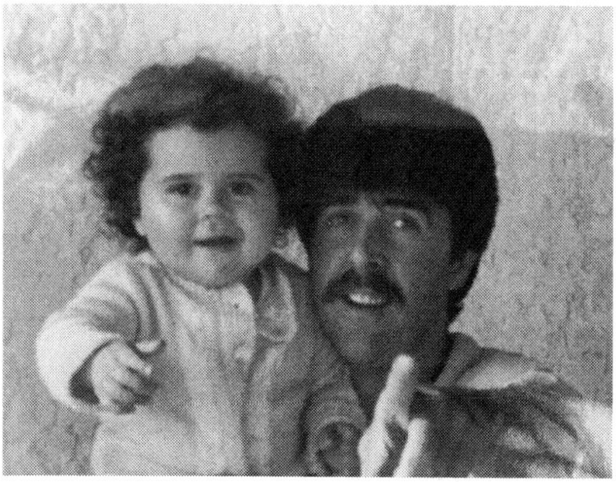

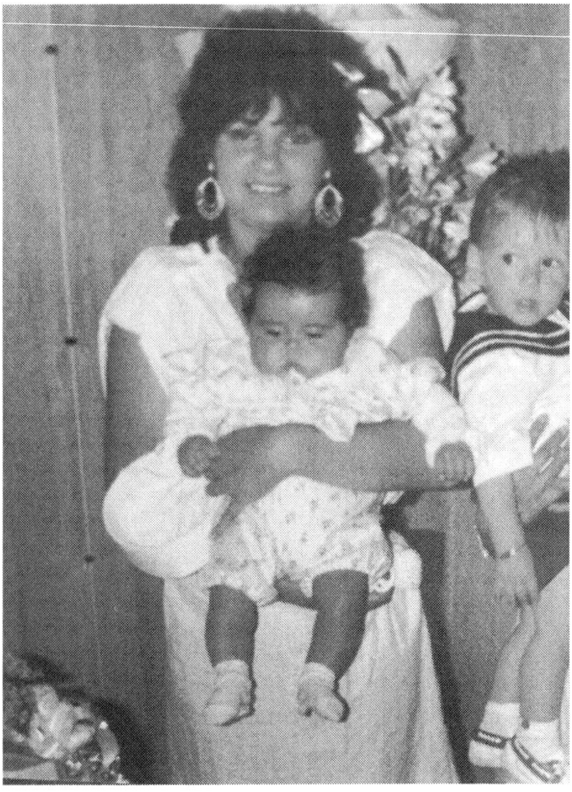

Mes parents divorcent alors que j'ai six ans. Ils sont restés ensemble dix ans et s'aimaient autant qu'ils se détestaient. Je pars vivre avec ma mère et ma petite sœur, Alizée, de un an ma cadette. Au début, nous vivons toutes les trois dans un HLM. Ma mère travaille beaucoup. Nous avons très peu d'argent. Il nous arrive d'être gardée par une nounou, mais je suis parfois obligée, entre six et dix ans, de garder ma petite soeur. Un jour, j'entreprends de faire à manger à ma soeur mais la poêle prend feu. Je finis aux urgences ; je suis brûlée à la main, au troisième degré.

En face de chez nous, il y a un petit garçon qui s'appelle Alain, comme mon père. Cet homonyme crée la confusion dans ma tête. Le petit Alain « remplace » mon père. Je suis obnubilée par lui à cause de son prénom, et en tombe amoureuse. Je le suis partout et l'attends à la sortie de l'école. Mais un jour, nous déménageons et le petit Alain disparaît subitement. Le petit Alain a « disparu ». Je suis traumatisée. Tous les Alain disparaissent. Je me sens si mal que je mouille mes draps toutes les nuits.

Bientôt, un homme, le nouveau compagnon de ma mère, se joint à nous. Mon papa me manque et je cherche du réconfort auprès de ce nouvel homme. J'ai besoin d'une présence masculine pour combler le vide que mon père a laissé.

Il m'arrive de voir mon vrai père de temps en temps, mais il travaille tellement que c'est plutôt rare. Je ne me doute pas encore que ce nouveau « papa » aura une étrange manière de nous aimer, ma soeur et moi.

Alizée et moi ne sommes pas très proches. Nous nous chamaillons beaucoup. Elle veut tout faire comme moi, me pique mes affaires et me dénonce quand je fais des bêtises. Quant à ma mère et moi, nous vivons en parallèle, sans dialogue, sans jeux, sans rires partagés. L'atmosphère est lugubre.

Le quotidien pourrait être supportable, en admettant que le néant n'est pas désagréable. Mais mon beau-père finit de ternir l'ambiance. C'est lui qui crée, dès mon plus jeune âge, ma haine et ma méfiance des hommes. Il rend notre quotidien angoissant et infernal. Il crie sur ma mère à longueur de journée, et nous punit pour rien. Sa punition favorite est de nous priver de repas. Nous n'avons pas le droit de manger, jusqu'à ce que monsieur ait levé la punition. Sadique, il prend plaisir à se goinfrer devant deux petites filles affamées. Nous cachons parfois des paquets de gâteau sous notre lit, mais les placards sont tellement vides que mon beau-père le remarque et nous corrige aussitôt. Il règne en maître sur notre « famille ».

D'années en années, la situation empire. D. pousse ma mère à boire. Devenus alcooliques, ma mère et mon beau-père nous envoient chaque jour acheter leur vinasse au supermarché du coin. C'est avec honte qu'Alizée et moi demandons au grand monsieur de l'épicerie de nous attraper les deux bouteilles de rouge sur les étagères.

Quand ils sont saouls, ma mère et mon beau-père se disputent violemment, allant jusqu'à se battre. Il aime pousser ma mère à bout et avoir le dernier mot. Cet homme, que j'appellerai D. comme le Diable, a ruiné mon enfance. Je n'ai jamais su si ma mère réalisait ce que nous subissions.

Mon beau-père nous traine souvent dans des bars – parfois dans des discothèques. Comme c'est un habitué, les gérants nous laissent entrer. Il drague toutes les femmes pendant que je danse sur la piste avec des hommes plus âgés, et qu'Alizée s'endort sur les banquettes. Ce qui m'écoeure le plus, au fil des années, est d'entendre les inconnus dire que mon beau-père est quelqu'un de « très gentil ».

Alors que ma sœur et moi avons huit et neuf ans, D. fait une chose ignoble. Une après-midi, Alizée rentre comme d'habitude à la maison après l'école. Je ne suis pas encore arrivée, et ma mère est au travail. Mon beau père, à cette heure-ci, est censé être au travail. Mais, ce jour-là, il rentre plus tôt et Alizée est étonnée de tomber sur lui. Ivre, il vient l'accueillir dans le couloir et l'entraine jusqu'au salon. Ma sœur, qui sait que D. est imprévisible, angoisse. Il lui ordonne de s'asseoir sur le canapé et se plante face à elle :

— Ne pose pas de questions.

Puis il baisse son pantalon et son caleçon. Alizée est tétanisée. Il approche son sexe à hauteur du visage de ma sœur. Mais elle se met à pleurer, et D. se raisonne brusquement. Il semble qu'il se soit rendu compte de ce qu'il était en train de faire, comme un somnambule se réveillerait brutalement. Il lui sort un « Non, c'est bon, ne fais rien » et se rhabille à la hâte.

D. continue pendant des années à fantasmer sur les petites filles que nous sommes. Je n'apprendrai cet épisode que des années plus tard. Effrayée, Alizée mettra plus de dix ans à nous raconter cette horreur.

Tous les vendredis soirs, D. décide d'organiser, dans le salon, une soirée karaoké. Ce qu'il veut, ce n'est pas nous amuser, mais chanter avec moi. Chaque semaine, il veut que nous chantions la même chanson de Johnny Halliday et Lara Fabian, « Requiem pour un fou ». C'est une déclaration qu'il me fait, et ma mère ne réalise pas que ce « duo » est terriblement malsain.

Ma mère, sous l'emprise de cet homme menaçant et manipulateur, ne parvient pas à le quitter. Malgré tout, elle l'aime énormément et je pense qu'il l'aime aussi. De toute façon, même si elle le voulait, ma mère n'aurait pas les moyens de nous assumer seule.

D. est de plus en plus violent. Tandis que ma mère s'affaiblit sous les effets de l'alcool, la force de D. semble se décupler.

Une nuit – je dois avoir treize ans – Alizée est réveillée par des hurlements, venant de la chambre « parentale ». Ma soeur se hâte à travers le couloir et ouvre la porte de la chambre. C'est avec effroi qu'elle les découvre tous deux ensanglantés en train de se battre. Alizée se précipite vers eux et s'interpose. Miraculeusement, D. se raisonne et se calme. Ma mère nous explique plus tard que D. avait parlé pendant son sommeil : il rêvait de *moi*, et de *mon corps* ! Ce soir-là, il avouait sans scrupules fantasmer sur mes fesses. Ma mère, folle de rage, le menaçait. Il répondait à ces menaces par des coups d'une extrême violence.

Une après-midi, alors que je rentre du collège, D., ivre comme d'habitude, est avachi sur le canapé. Les bras ballants, bouteille en main, jambes écartées, il me dit :

— Je vais me tuer. Ta mère veut me quitter.

Il est ivre mort ; pourtant, il continue à boire, au goulot. Je tente de le rassurer, de le convaincre de ne pas faire de connerie. Je suis triste pour lui. Je ne le hais pas : j'ai peur de lui. J'espère que ma mère rentrera vite du travail, pour pouvoir me « relayer ». Ce n'est pas à moi de tenter de convaincre l'homme qui a ruiné mon enfance de ne pas mettre fin à ses jours.

Enfin, j'entends la clé dans la serrure et la porte d'entrée s'ouvre. Mauvaise surprise, ce n'est pas ma mère qui vient de rentrer mais ma petite soeur. Nous échangeons un regard. Alizée est terrorisée. Puis D. se lève et se dirige en titubant vers la cuisine. Il attrape une bouteille de liquide ménager qu'il avale d'une traite. Il pleure. J'essaie d'attraper la bouteille mais D. me supplie de lui foutre la paix. Ça y est, j'ai vraiment pitié de lui. Il s'accroupit au sol et vomit bleu. Je suis désemparée. Alizée fait une crise de panique. Puis il se lève – il est plein de vomi et de liquide ménager – se jette sur moi et me prend dans ses bras en pleurant. Je ne bouge pas. Cette présence contre moi me déboussole complètement.

Après deux heures de scènes, ma mère arrive enfin. A l'époque, nous n'avons pas le téléphone, c'est pourquoi nous n'avons pas pu la prévenir. Maman le console, lui assure qu'elle ne le quittera pas. Elle me lance un regard désespéré, et je comprends aussitôt que D. n'est pas prêt de quitter le foyer. Aujourd'hui, D. séjourne dans un hôpital psychiatrique.

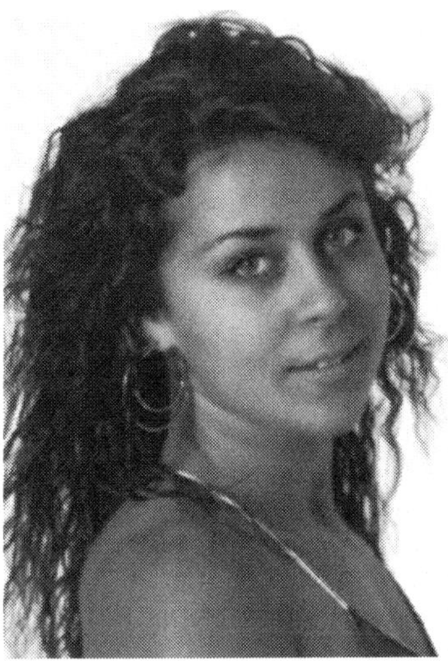

Plus je grandis, plus la vie m'est insupportable. Chaque jour, je suis soulagée de quitter l'appartement pour me rendre au collège. Je profite de mes quelques minutes de trajet pour relâcher la pression. Au collège, le quotidien n'est pas beaucoup plus agréable qu'à la maison. Je suis le garçon manqué qui ne plait à personne. J'ai du duvet sur le visage, des poils longs et noirs sur les bras et les jambes. Je suis très complexée. Des élèves me surnomment « Poil au nez ». Pour ne rien arranger, c'est ma mère qui me coupe les cheveux et, lorsque je découvre le résultat, j'ai l'impression qu'elle me les a coupés les yeux fermés. Nous n'avons toujours pas d'argent, c'est donc sur le marché que mes parents m'habillent. La priorité n'est pas l'esthétisme, mais le prix.

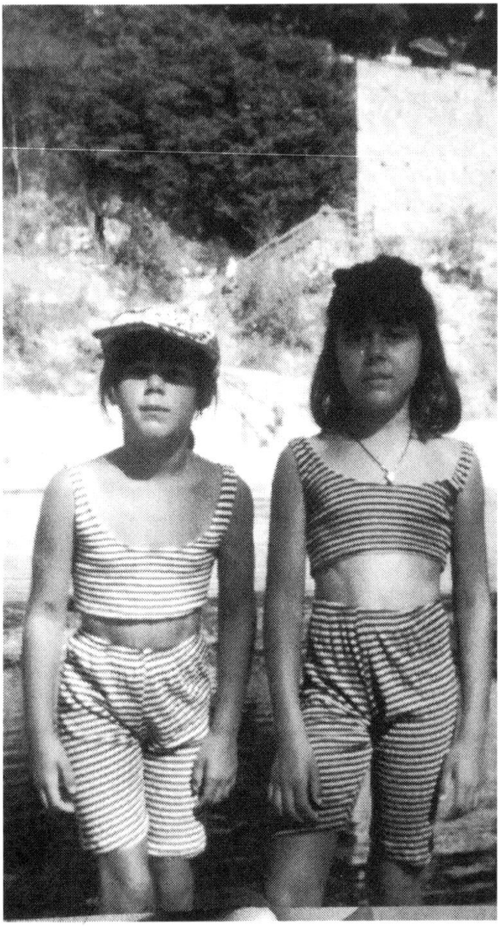

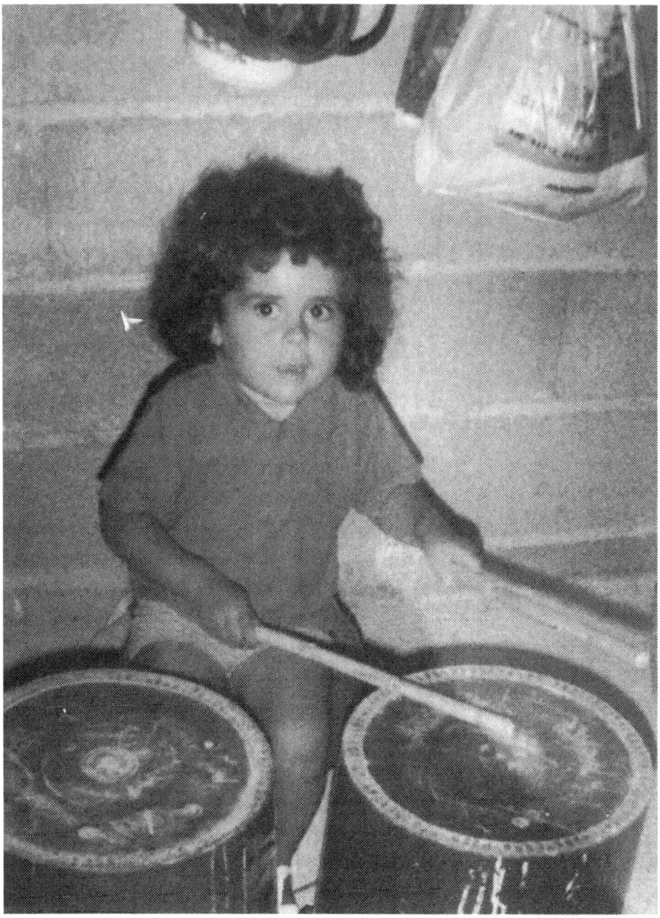

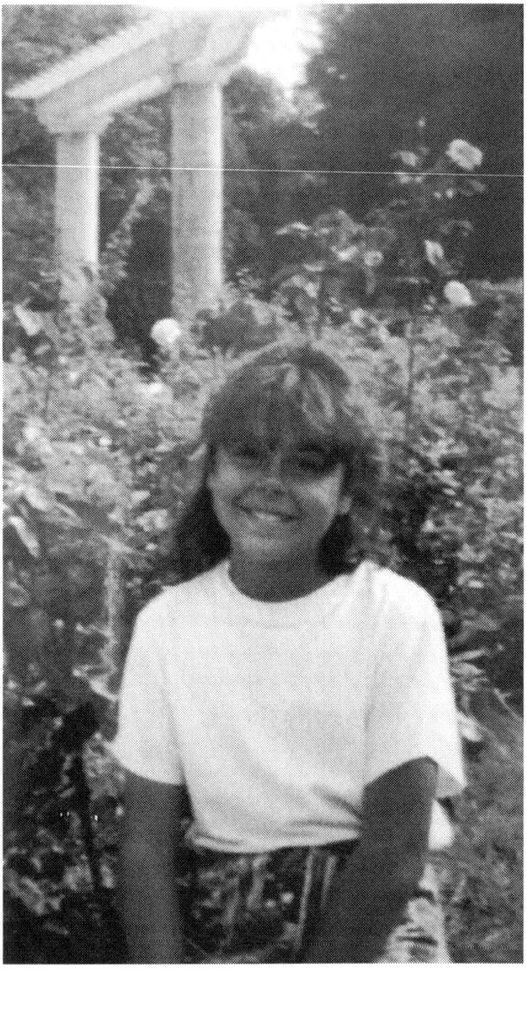

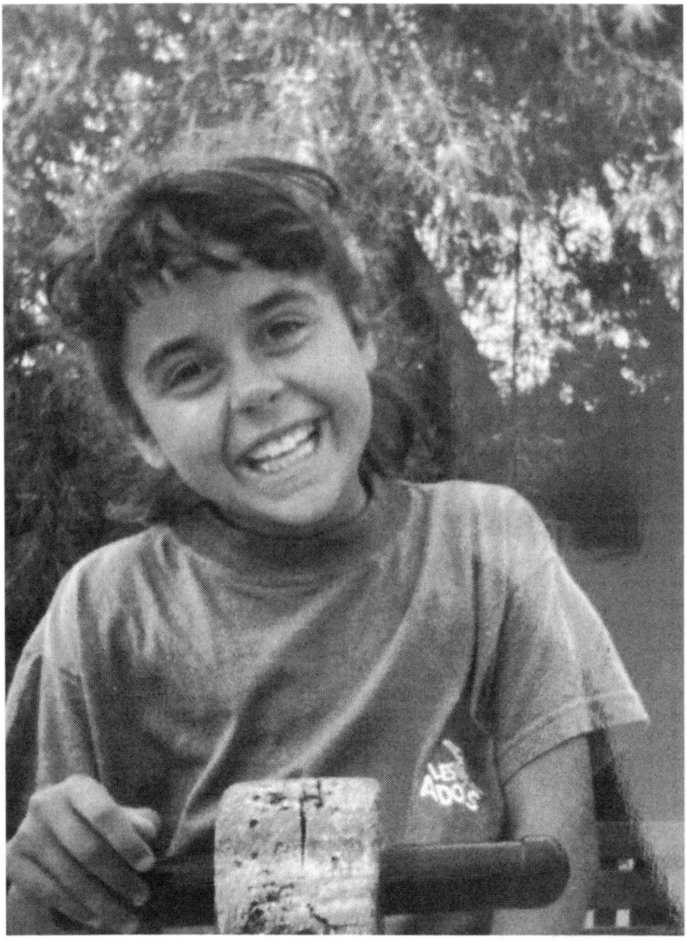

Je n'ai pas confiance en moi et me sens très seule.

Je suis formée très tôt. A quatorze ans, j'ai le corps d'une jeune femme de vingt ans. Poitrine développée, fesses bombées. Quatorze ans, c'est aussi l'âge de mon premier amour, Laurent. Grand brun aux yeux clairs, très gentil, il est ma bouffée d'oxygène. Laurent a dix-huit ans et je vois en lui comme une protection. Je cherche toujours, en vain, à remplacer mon père.

J'en profite pour fuir de chez moi et passe le plus de temps possible chez Laurent. Pour le voir, je suis obligée d'inventer tout un tas de stratagèmes et de faire le mur. Je raconte que je vais voir mon père, pour pouvoir le rejoindre. D. est jaloux de Laurent et ne supporte pas que je le fréquente. Je n'ai pas le droit de prononcer le prénom de Laurent, autrement mon beau-père devient fou de rage.

Chez Laurent, je suis très bien accueillie. Sa mère, adorable, me considère comme sa fille. Je découvre enfin ce qu'est la vie de famille.

J'aime passer du temps avec eux. L'ambiance est saine et agréable. Pas de hurlements, pas de violences, pas de regards pervers, pas de punitions. Seulement des rires, de longues conversations et de l'amour. Son père nous fait fréquemment la cuisine. Sa mère me demande de lui teindre les cheveux, et c'est chaque fois une partie de plaisir de discuter avec elle pendant que je m'improvise coiffeuse. Je me sens réellement en famille avec eux. Mais je comprends rapidement que ce n'est pas vraiment de Laurent dont je suis amoureuse, mais de ce cocon familiale ; de l'amour que tous trois m'apportent.

Un jour, alors que je rentre chez moi, je suis si tétanisée que je ne parviens pas à appuyer sur la sonnette. C'est mon beau-père qui, m'apercevant immobile devant la porte, vient m'ouvrir.

— T'étais où ? Espèce de petite pute ! Va dans ta chambre, tu es privée de dîner!

Ma soeur est rentrée avant moi, et D. a bien compris que je n'étais pas chez mon père. Une grosse dispute éclate à la maison.

Je ne supporte plus ce type ; je ne supporte plus cette vie. La situation est tellement tendue à la maison que ma mère décide de m'envoyer vivre chez mon père. C'est pour me protéger de mon beau-père qu'elle prend cette décision. Persuadée que D. Fantasme sur moi et non sur Alizée, elle m'y envoie sans elle.

2

N'aie pas peur

Je fais alors mes valises et pars habiter chez mon père, à quelques kilomètres. Si mon père s'était douté de ce qu'il se passait chez ma mère, bien sûr, il aurait accepté de me prendre plus tôt. Mais il ne se doutait de rien et refusait notre garde car il travaillait énormément. Ma mère ne lui a jamais donné de détails sur la situation, mais a forcé la main pour m'envoyer chez lui, expliquant que l'ambiance n'était pas bonne et que mon beau-père et moi ne nous entendions pas.

Chez mon père, la vie est beaucoup plus calme. Je passe d'une maison bruyante à un appartement très silencieux. Mais mon père est sans cesse absent et la solitude m'effraie. Il est si rarement là que j'ai l'impression de vivre dans mon propre appartement. Il rentre souvent à quatre heures du matin – quand il rentre – et dort toute l'après-midi.

J'ai besoin d'être entourée de personnes saines et aimantes. J'ai besoin d'attention, de câlins et d'une présence rassurante. J'ai l'impression d'être un meuble, que l'on déplace et bouscule sans y faire attention. Je déteste cette vie, et je me déteste moi-même. Je me sens moche, inutile et encombrante.

Mon histoire avec Laurent s'essouffle peu à peu. A distance, ni lui ni ses parents ne peuvent combler ma solitude. Je me détache de lui. J'ai besoin d'une présence permanente pour me câliner, me rassurer. Mon père réalise rapidement que je me sens très seule, et que j'ai beaucoup de mal à supporter cette solitude. Il me fait alors la surprise de m'adopter un chat,

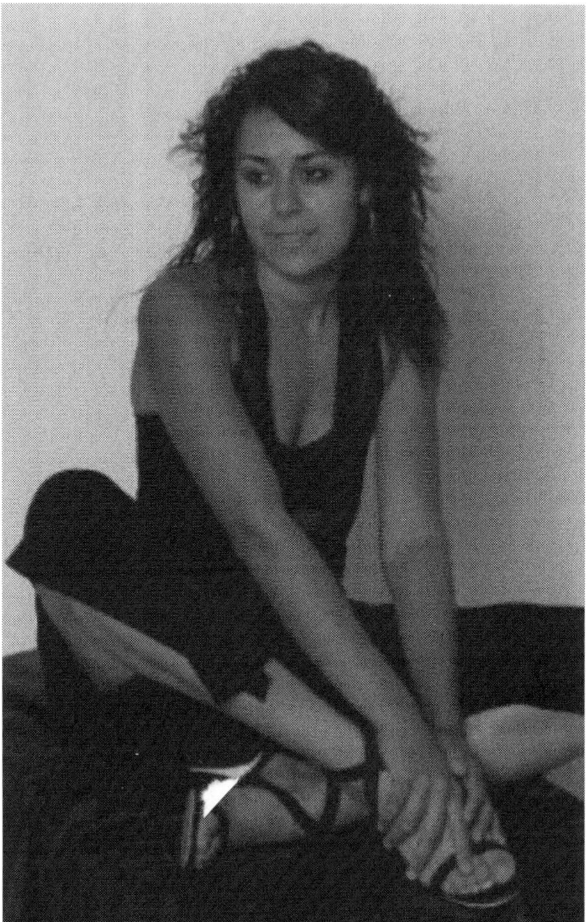

que j'appelle Manou. Ce chat m'est d'un réconfort indispensable. Je l'aime énormément. J'adore les animaux, qui sont sincères et fidèles. Il m'arrivera, plus tard, d'être bénévole à la SPA. Mais un jour, mon père, maniaque, décide de donner Manou.

— Il y a des poils partout, ce n'est plus possible. Je lui ai déjà trouvé une famille.

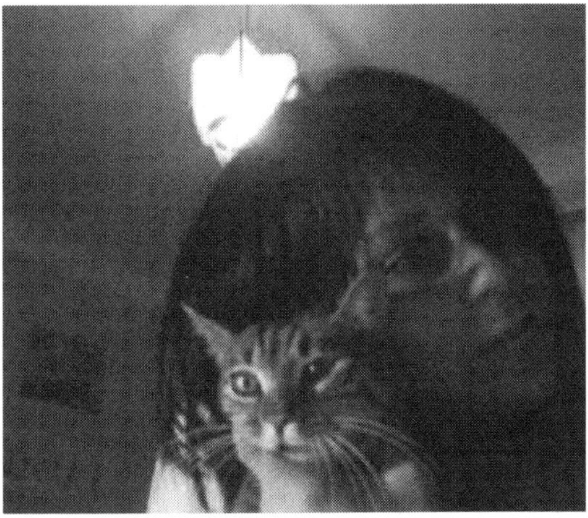

Je le supplie mais rien n'y fait. Je pars au lycée complètement désemparée. En rentrant du lycée, le soir, j'ai espoir que mon père ait réfléchi et que Manou soit toujours là. Mais en ouvrant la porte, le chat ne vient pas me faire la fête. Il n'est plus là et le silence, le vide, dominent à nouveau. Mon père ne s'en rend pas compte, mais ce chat me sauvait de ma solitude. Il me sauvait la vie. Je n'ai plus rien à quoi me raccrocher. Je suis effondrée. Mon état psychologique se dégrade. Je déprime ; j'ai les idées noires. Je trouve réconfort dans le chant et la danse, que je pratique seule chez moi, de plus en plus fréquemment. Tous les jours, après les cours, je mets la musique pour chanter et danser. Mon père, voyant que ma passion s'amplifie, m'offre parfois un single.

Plus le temps passe, moins je supporte cette vie. Je voudrais partir, mais pour aller où ? Je m'imagine qu'en déménageant encore une fois, je n'emporterai pas mes mauvais souvenirs avec moi. Pourtant, j'ai déjà fait l'expérience et je devrais savoir que rien ne s'efface. J'ai beau ne plus vivre sous le même toit que D., je ne me sens pas beaucoup mieux.

Mon père m'offre des cours de danse, mais n'a pas suffisamment d'argent pour me payer des cours de chant en plus. Je demande au proviseur de mon lycée de me prêter une salle pour que je puisse y chanter entre midi et deux. Mais, en m'exerçant seule, j'ai vite fait le tour. Je voudrais pouvoir me payer ces cours, ainsi que mon permis de conduire. Je décide alors de travailler le week end, pour pouvoir réaliser mes souhaits. Je débute dans le monde du travail en tant que caissière, dans un magasin discount.

Malgré le fait que ma vie soit désormais plus tranquille, mon mal-être ne passe pas. Je m'en veux d'avoir laissé ma mère et ma sœur sous le même toit que ce cinglé. Je suis angoissée en permanence, je me sens mal à l'aise.

L'année suivante, je prends des cours de paysagiste dans un lycée professionnel. J'apprends à dessiner des jardins. J'aime beaucoup ce que je fais, car je me sens proche de la nature et je suis passionnée par le dessin. Ces études se déroulent à merveille. Mes camarades de classe sont cools et personne ne se moque de moi. Je prends de l'assurance, je commence à m'habiller sexy et les garçons me regardent maintenant d'un autre œil.

En fin d'année scolaire, je dois trouver un stage pour clore mon année. On me conseille un maitre de stage qui travaille près de mon lycée. Je rencontre donc cet homme, que j'appellerai « Christian ». Il est gentil, très cool, de bonne compagnie. Le premier jour, je suis très enthousiaste, mais je ne me doute pas une seconde de ce qui m'attend. Pendant deux semaines, nous travaillons dans son atelier qui se trouve chez lui, ainsi que dans différentes pépinières et espaces verts. Nous allons désherber les ronds points de la ville, élaguer les arbres chez des particuliers ou poser du gazon. Tout se passe merveilleusement bien. J'adore ce stage, j'y apprends beaucoup de choses sur les jardins.

En bleu de travail, gros pull et chaussures de sécurité, je n'ai rien d'attirant, et pourtant... Au bout de quelques jours, je sens que l'atmosphère est en train de changer. Christian devient bizarre avec moi. Subitement, il me regarde d'un air vicieux. Un jour, nous sommes dans le camion, assis l'un à coté de l'autre, quand il pose tout à coup sa main sur ma cuisse. Très surprise, je retire sa main, sans faire de commentaires. A partir de cet épisode, il devient insistant et tente souvent des approches. Quand je le repousse, il me rit au nez. Je me sens humiliée, impuissante. Plus les jours passent et plus j'ai peur de lui. Il me menace, me dit que si je raconte quoi que ce soit, il fera en sorte que je n'aie pas mon diplôme. Et ce diplôme, j'y tiens absolument. Bien qu'un peu dissipée en classe, je suis bonne élève et fais tout pour réussir mes études. Si je me plante, je peux tirer un trait sur mon indépendance et mes cours de musique.

Mon stage, qui avait si bien débuté, tourne au cauchemar. Je suis morte de peur. Moi qui, à cause de mon beau-père, n'ai aucune confiance en les hommes, cela n'arrange pas la situation. J'en suis à me demander si j'attire les détraqués, si mon attitude peut être mal interprétée.

Cet homme est très grand, costaud et doit peser près de cent kilos. Tous les matins, je dois me rendre chez lui et, le pire, c'est que je croise sa femme et ses enfants, à qui je dis bonjour comme si de rien n'était. Je me sens tellement mal.

Quand nous sommes dans le camion, je me colle à la fenêtre pour ne pas m'asseoir à côté de lui. Il me regarde, rigole et me dit :

— Mais viens, assieds-toi plus près de moi, n'aie pas peur…

Je suis en permanence angoissée. Tous les matins, je pars de chez moi la boule au ventre. Un jour, une copine de classe, Johanne, qui est aussi en stage, monte dans le camion avec nous. Je ne lui ai rien dit au sujet de mes problèmes avec Christian. Je ne veux pas raconter ce qu'il se passe. J'ai peur du scandale ; peur que l'on me prenne pour une menteuse ou pour une allumeuse. Christian ne laisse rien paraître devant les gens. Entre lui et moi, c'est lui que l'on croira. Et puis, j'ai peur de détruire sa famille.

Ce jour-là, comme tous les matins, je prends la route avec lui pour travailler sur un espace vert. Dans le camion, je veux m'assoir coté fenêtre mais ma copine insiste pour que je lui laisse la place. La panique monte, je ne peux pas lui expliquer maintenant que j'ai des problèmes avec le maître de stage. Il me fait un sourire mesquin qui semble vouloir dire « Ahah, tu vas voir ce que je vais te faire ! » Je m'assois donc au milieu, entre ma copine et lui. Après quelques kilomètres, il s'arrête et demande à mon amie d'aller vérifier si nous n'avons rien oublié à l'arrière du camion. Je comprends tout de suite qu'il a une idée derrière la tête. Je suis tétanisée. Nous nous retrouvons seuls, et Christian en profite pour glisser une main sur ma cuisse. Il tente de glisser jusqu'à mon entre jambe. Je panique et lui dis :

— Arrête, je vais t'en coller une !

Il me rit au nez. Mon cœur bat à mille à l'heure. Je pense : « S'il me coince quelque part, je suis foutue. » Il est impressionnant physiquement et me débattre serait peine perdue. Il continue à chercher mon entrejambe avec ses doigts, et tente de m'effrayer :

— Ce soir, dès que nous aurons déposé Johanne chez elle, je t'emmènerai dans une forêt.

Il rit comme rirait Satan. Je manque de hurler mais ma copine entre dans le camion et, voyant ma tête, réalise enfin que quelque chose ne tourne pas rond. Elle essaie de savoir ce qui ne va pas, mais je lui fais comprendre que je ne peux pas parler tout de suite. Quelques minutes plus tard, Christian descend du camion. J'en profite pour expliquer rapidement la situation à Johanne. Elle est choquée et me laisse immédiatement sa place. Quand il remonte dans le camion et constate que je ne suis plus à la même place, il me demande :

— Alors, on ne veut pas rester à coté de moi ?

Johanne intervient.

— Fous-lui la paix !

Elle est très agacée et s'en veut de n'avoir rien remarqué plus tôt. Maintenant qu'elle est au courant, je me sens plus rassurée. Le soir, il dépose Johanne chez elle. Je me retrouve seule avec lui et stresse tout au long du trajet. Il me lance des regards de plus en plus déplacés. En arrivant devant chez moi, j'aperçois au loin mon père, qui rentre du travail en même temps que nous. Je pense : « Mon Dieu, il me sauve la vie ! » S'il n'avait pas été là, qui sait ce que Christian aurait été capable de me faire.

Heureusement pour moi, c'est le dernier jour de stage. Lorsque mon père me demande comment s'est passée ma journée, je lui réponds :

– Très bien papa, comme tous les jours.

Le lendemain, je prends mon courage à deux mains et explique à mon professeur principal, devant toute la classe, ce qui m'est arrivé. Mais – je m'en doutais – personne n'en croit un mot et tout ce que je gagne, c'est une mise en garde de mon professeur :

– Ne t'avises plus de raconter de tels mensonges ! Cela pourrait être très grave pour ce pauvre Christian.

Je suis attristée par la réaction de mon professeur, mais pas étonnée. Mais je ne suis pas au bout de mes surprises : plus tard dans la journée, une élève vient me voir pour me dire qu'elle était au courant des agissements de Christian :

— Il a déjà fait ça à une autre fille du lycée.

Je suis choquée. On était au courant, et on continue à envoyer des jeunes filles en stage chez lui ? Personne ne le dénonce ?

Les hommes ont-ils toujours le dernier mot ? Etait-ce de ma faute aussi si mon beau-père fantasmait sur moi quand j'étais petite ? Si je comprends bien, je ne peux m'en prendre qu'à moi-même : j'ai un joli corps, je ne peux pas me plaindre d'attirer les pervers ! Je suis totalement écoeurée. Je n'ai plus aucune confiance en les hommes. Ma mère a connu pire que moi avec les hommes. Ma grand-mère était prostituée et a maltraité ma mère. J'ai vécu sous le toit d'une saloperie qui fantasmait sur mes fesses de gamine. Et, aujourd'hui, j'ai été harcelée par un maître de stage que tout le monde prend pour un ange. J'ai la nausée de ce monde.

Cet épisode renforce ma méfiance envers les hommes, mais aussi ma solitude. Je ne porte pas plainte et cherche à enterrer cette histoire, car j'ai pitié pour la femme de Christian. Je ne veux pas qu'elle l'apprenne. Je sais que c'est bête et insensé, mais je me sens coupable. Je passe la fin de l'année déconcentrée et échoue à mes examens.

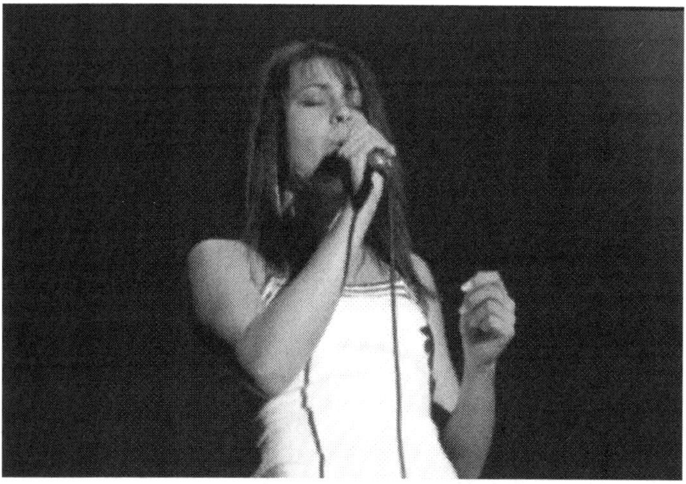

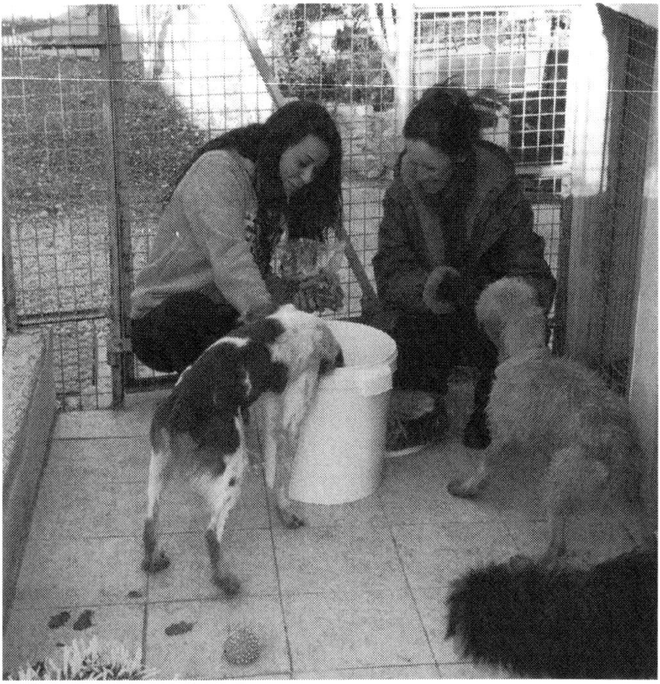

3

La corde

Bientôt, mon père rencontre une femme et nous déménageons dans sa grande maison, à dix minutes de notre ancien domicile. Dans cette maison, ma chambre, glaciale, est au fond du couloir. Je me sens encore plus seule. Je me demande souvent : « Est-ce que c'est ça, la vie ? Manquer d'attention, manquer d'amour, manquer d'argent et d'éducation ? Manquer de tout ? »

Je décide de ne pas redoubler et d'arrêter mes études. Je veux gagner de l'argent le plus rapidement possible pour pouvoir créer ma propre vie. Je travaille tous les jours en tant que caissière chez Lidl. Je suis extrêmement perfectionniste, même dans les petits boulots. Je ne supporte pas que l'on pense de moi que je suis feignante. Mais je vais de plus en plus mal. Affectivement, c'est le néant. Je mets toute mon énergie dans le travail, pour ne pas penser à ma vie personnelle.

Pour combler ma solitude, je sors tous les week-ends en boîte et me saoule, jusqu'à me rendre malade. Je bois pour « combler ma solitude », comme disent les alcooliques de comptoir. Je m'entoure de copines que je connais à peine. Ivre, je me sens plus solide que je ne le suis en réalité. Sur la piste de danse, je me déshinibe. Les regards sont portés sur moi. La foule et le bruit comblent le vide. Mais, une fois rentrée chez moi, je retrouve cet insupportable silence.

J'ai dix-sept ans et mon mal-être me ronge. J'ai un besoin brûlant de parler à quelqu'un, mais je ne veux ennuyer personne avec mes histoires.

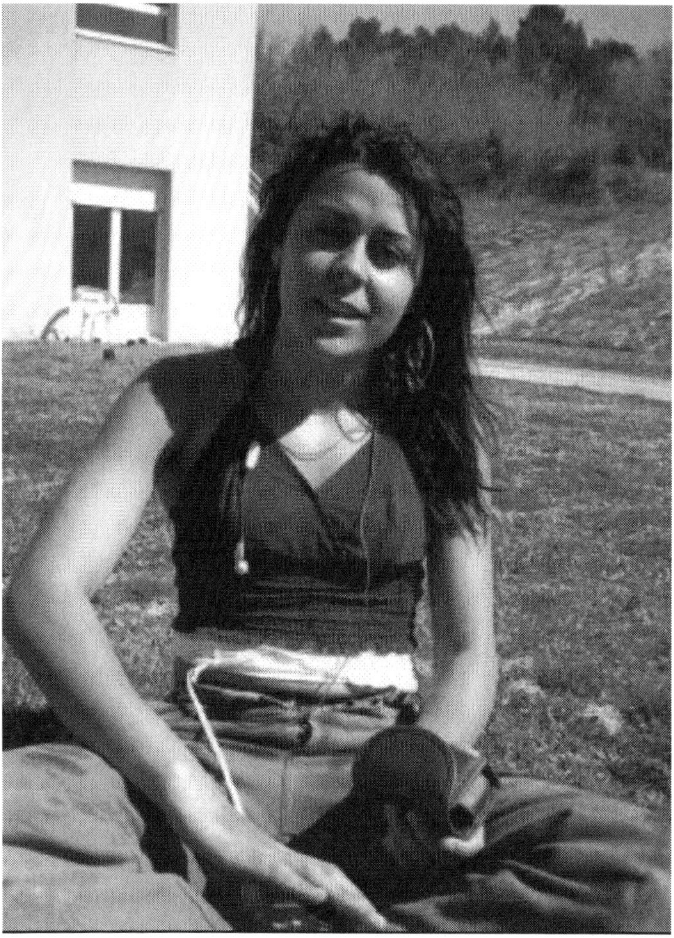

Un jour, ne sachant plus comment apaiser mes maux, je décide d'y mettre un terme. Cela fait des années que j'ai des idées noires, mais je n'ai jamais eu le courage de passer à l'acte. Ce samedi-là, je dis à ma belle mère que je vais me promener – mon père est absent. Avant de sortir de la maison, je passe par le garage où je récupère une corde. Je m'enfonce alors dans les bois. Je pleure tellement que je ne vois plus rien. Après une bonne heure à errer, désespérée, j'aperçois un recoin en contrebas et décide de m'y réfugier. Je m'assois dans les feuilles mortes, puis j'enroule la corde autour de mon cou et tente de m'étrangler. Je tire de toutes mes forces de chaque coté. Je pleure énormément mais me dis que je ne manquerai à personne. Je n'ai presque plus de contact avec ma mère et ma sœur ; mon père ne se soucie pas de moi puisque je ne lui montre pas que je vais mal. Je sens mon poux s'accélérer, l'air ne passe plus, mon cœur semble battre dans mes tempes, je vais m'évanouir. Je me sens partir. Tout à coup, l'image de ma petite sœur m'apparaît et je lâche brusquement la corde. Je sais, de toute façon, que je n'arriverai pas à me tuer comme ça. Les réflexes de survie m'auraient fait lâcher la corde.

Je m'assois au sol, abattue. Après coup, je me sens encore plus mal. Ma tentative de suicide rajoute un mauvais souvenir de plus à ma collection. Je ferais tout pour que l'on me donne enfin un peu d'attention. Je rentre chez moi, me couche et m'endors aussitôt. A mon réveil, les images et les sensations de ma tentative de suicide me reviennent. Je suis sous le choc de cette agression que je me suis infligée. Malheureusement, je dois continuer à vivre, avec ce poids supplémentaire sur le dos. Le lendemain de ma tentative de suicide, une copine, qui vit près de chez ma mère, me téléphone. Comme si je n'étais pas suffisamment mal en point, elle m'annonce une nouvelle qui finit de m'enfoncer : elle m'apprend que Laurent me trompait.

— Maintenant que vous n'êtes plus ensemble, je peux te le dire : il couchait avec une amie à toi.

C'est probablement la pire semaine de ma vie. Je n'en peux plus. J'aurais dû me tuer.

4

Mon corps en vedette

J'ai vingt ans. Je vis toujours chez mon père, et mon besoin d'indépendance s'amplifie. Je paie mon permis de conduire, mais n'ai toujours pas assez d'argent pour prendre un appartement et m'offrir des cours de danse et de chant. Je commence alors à travailler dans un bar-restaurant en tant que serveuse, à Salon de Provence. C'est un endroit plutôt cool, où les clients viennent souvent fêter leur anniversaire. Tout se passe à merveille, je fais un super travail et le patron est très content de moi. Je n'ai pas une minute de répit et j'aime le fait de devoir courir partout, d'avoir des responsabilités. J'arrive à m'ouvrir un peu aux gens et à rire avec eux. Et ce, sans avoir besoin de boire !

Dans ce bar, je dois m'habiller sexy. Je remarque alors que, quand je suis habillée de cette manière, j'attire beaucoup les regards. Je me sens « aimée ». Je crains le regard des hommes mais, paradoxalement, je suis rassurée de me savoir regardée. Même si ce sont des inconnus, cela me fait du bien d'enfin attirer un peu d'attention.

Je travaille donc la semaine en tant que caissière, et le weekend en tant que serveuse. Lorsque je suis en service, je me crée un personnage. Je laisse la timide et fragile Alicia à la maison et la remplace par une jeune femme sûre d'elle. Cela me donne de l'élan.

Un soir, une stripteaseuse vient dans le bar pour faire une performance. Je ne le sais pas encore, mais cette rencontre va bouleverser ma vie. Lorsqu'elle commence à danser, toute l'attention se porte sur elle. J'observe la salle, ébahie. J'apprends plus tard que cette femme est payée deux cent euros nets pour une performance d' un petit quart d'heure. Danser, attirer le regard et gagner de l'argent facilement, c'est tout ce dont j'ai besoin ! La danse me permet de m'exprimer. Le fait d'imaginer être le centre de l'attention me fait déjà du bien. Et, pour finir, l'idée d'attirer le regard des hommes, tout en sachant qu'ils ne peuvent pas me toucher, me plaît. J'ai un rapport très étrange avec mon corps et le regard des hommes, et le striptease serait pour moi un moyen de contrôler la situation : « Je vous charme mais je décide que vous ne pouvez pas me toucher. J'ai le pouvoir sur vous, gardez vos sales pattes dans vos poches. » Je prends alors les coordonnées de la stripteaseuse, Jessy, et songe à la contacter le plus rapidement possible.

Mais une rencontre va perturber mes projets. Un soir, un garçon passe la porte du bar. Un garçon très beau et très musclé. Il s'appelle Damien. Je suis charmée par son sourire, et il semble que Damien m'ait aussi remarquée. Je continue à faire mon service en le regardant du coin de l'œil, jusqu'à ce qu'il me fasse signe. Mon cœur s'emballe. Je marche rapidement jusqu'à sa table. Il me passe sa commande, tout sourire, l'air de rien, mais je vois bien que Damien est en train d'essayer de me charmer. Toute la soirée, nous nous cherchons du regard. Lorsqu'il quitte le restaurant, il me donne discrètement son numéro de téléphone. Le soir, en rentrant chez mon père, je surveille mon portable dans l'espoir d'un texto. Il ne m'écrit pas, et ça ne m'étonne pas. Mais le lendemain matin, je reçois très tôt un gentil message de sa part. Je suis folle de joie, bien que très méfiante.

Je commence alors à sortir avec Damien. C'est un garçon très gentil. Au début, ses parents ne veulent pas que je vienne dormir chez lui et j'ai l'impression d'être une jeune ado. Je passe par la fenêtre de sa chambre pour lui rendre visite. Je revis la même situation qu'avec Laurent : tout au long de ma vie, les mêmes scénarios avec les garçons se répètent. Le temps passe et, pour mon plus grand bonheur, nous emménageons ensemble. Je suis enfin indépendante, et ne suis plus seule !

Je continue à travailler dans le bar et en tant que caissière, mais les fins de mois sont difficiles. Je repense souvent à Jessy, la stripteaseuse. Au moins, si je faisais comme elle des performances à deux cent euros le quart d'heure, je n'aurais pas de fins de mois difficiles. Même si Damien m'apporte beaucoup d'amour, l'idée que l'on me paye pour être le centre de l'attention ne me lâche pas. Je décide donc d'en parler à Damien, à qui je n'ai encore jamais évoqué le sujet du striptease. Je ne lui explique pas mes multiples motivations, qu'il trouverait probablement tordues. Je n'ai jamais parlé à Damien de mes expériences avec les hommes. Je lui dis simplement que je voudrais gagner plus d'argent, ce qui est vrai.

— Je ne me vois pas rester caissière toute ma vie. Je veux gagner plus d'argent et je sais comment faire.

Mais Damien est contre l'idée et nous nous disputons. Je pleure, je me sens mal, mais nous parvenons finalement à discuter. Damien est très compréhensif et très respectueux, mais il n'en démord pas.

Bien qu'il ne soit pas d'accord, je commence à travailler dans le milieu de la nuit. Nous restons ensemble mais Damien est très malheureux de la situation.

Pourtant, je suis incapable de faire passer un garçon avant le travail. J'ai *besoin* de ce travail, pour vivre mais surtout psychologiquement. Et puis, selon l'expérience que j'ai eue jusqu'ici, les hommes ne sont pas fiables. Damien pourrait partir comme il est arrivé, me tromper, me trahir, me mentir, me battre, me manipuler… Le travail, au moins, est chose sûre.

Je débute alors dans une boîte de nuit en tant que gogo danseuse. Je suis très déterminée, mais j'ai mes limites. Mon corps est désormais mon outil de travail, mais je me dis que je ne travaillerai jamais du coté « obscur » de ces métiers-là : je ne veux être ni escorte, ni prostituée, ni actrice porno. Je travaille dans les clubs les plus réputés du sud de la France. Je ne travaillerai jamais dans ces clubs glauques qui ressemblent à des maisons closes. Du moins, c'est ce que je crois.

La situation avec Damien empire, et je décide de partir, par prévention. Je veux garder le contrôle. Je ne supporterai pas que l'on me largue. Je ne supporterai pas qu'un homme ait *du pouvoir* sur moi.

5

Humiliée

Je continue à être gogo danseuse, – je gagne cent cinquante euros pour quatre heures de prestation. Mais je commence rapidement le striptease, qui me permet de gagner plus d'argent : deux cent cinquante euros pour moins d'une heure.

Le fait d'être stripteaseuse est difficile à assumer pour certaines, mais je ne m'en suis jamais cachée : je ne fais rien de mal, rien de sale. Bien que ces danses soient aguicheuses, cela reste de la danse. On assimile souvent « stripteaseuse » à « fille facile », mais ça n'a rien à voir. Il n'y a pas plus de filles faciles dans le striptease que dans n'importe quel autre métier.

Parfois, ce n'est pas évident car le regard des hommes est pesant. Des hommes mariés viennent se rincer l'œil et tentent de coucher avec nous. Ils me dégoutent, tous autant qu'ils sont. Il arrive que des stripteaseuses prennent goût à l'argent facile et vendent à leur client un « bonus » — fellation ou rapport sexuel. Pour supporter d'être louées à ces hommes qui les répugnent, elles boivent ou se droguent. Choses que je ne fais pas, car je veux être pleinement consciente de mes actes. Parfois, des hommes essaient de me toucher ; je les repousse avec horreur et me sens déstabilisée.

On m'appelle souvent pour des enterrements de vie de jeune fille ou des mariages. Durant ces prestations, il s'agit vraiment de spectacle. Je danse dans la bonne humeur et personne ne tente de me toucher, ni de me faire de propositions malsaines. C'est étrange, car *j'attends* ces propositions comme si je voulais confirmer mon avis sur les hommes. A chaque fois qu'un homme me propose de coucher avec lui, je me dis : « Tous les mêmes. » C'est comme si je venais volontairement chercher ces avances.

Je me fais une bonne réputation dans le milieu du striptease. Je travaille proprement et efficacement – du moins, pour le moment.

Un soir, alors que je danse sur le comptoir d'un bar, un homme s'avance vers moi et me claque les fesses devant tout le monde. C'est la première fois que cela m'arrive. On a déjà tenté de me toucher, mais pas comme ça. Je me sens si sale et humiliée ! Pourtant, j'aurais dû m'attendre à ce que cela arrive un jour. Je me retourne et, sans réfléchir, je le gifle. En guise de réponse, l'homme me crache sur les fesses. Je me sens tellement mal que je pleure aussi sec. Je descends du bar et vais m'enfermer dans le vestiaire. Je regarde ma jupe rase et mon soutien gorge pailleté et, soudain, j'aimerais disparaître. L'autre danseuse nettoie le crachat sur mes fesses, je me rhabille, récupère mon cachet et quitte les lieux. Je ne veux plus jamais remettre les pieds dans ce bar. Tous les mêmes, tous d'immondes pervers !

Pour faire ce métier, il faut être solide, mais je ne le suis pas. Je suis extrêmement fragile et me suis lancée à l'aveugle dans un métier que je supporte uniquement grâce au personnage que je me suis créé. Je lui donne d'ailleurs un nom : désormais, je m'appellerai SHANNA. Je ne veux pas que la petite Alicia ait quoi que ce soit à voir avec ce monde-là. Je ne veux pas qu'Alicia se fasse cracher dessus ! Trop d'hommes s'imaginent que nous sommes l'attraction de la soirée, la décoration. Mais je suis une jeune femme avant d'être une danseuse, une jeune femme pleine de fragiles sentiments.

Les hommes me révulsent de plus en plus. Je cherche inconsciemment à me dégouter d'eux, et cela fonctionne. Mais, malgré tout, paradoxalement, j'adore ce que je fais. N'essayez pas de trouver un sens à tout ça, car moi-même, je parviens à peine à l'expliquer. Mes traumatismes et mes passions se chevauchent. Je ne sais plus trop si je suis stripteaseuse pour danser, ou pour nourrir mes démons.

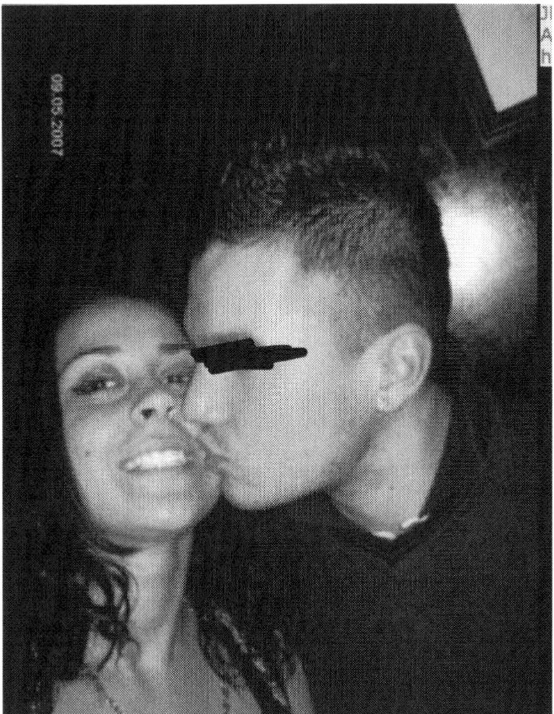
09.05.2007

6

Attirance ou aversion

Je vis désormais près de Toulon. J'ai quitté Marseille après m'être séparée de Damien. J'habite chez une fille que je connais peu. Puisque je travaille au cachet, je n'ai pas de fiches de paie et suis donc obligée de vivre en colocation. A cette période, je rencontre un garçon nommé Nicolas. C'est un client d'une boîte de nuit dans laquelle je travaille. Comme tous les autres hommes que je rencontrerai dans ma vie, je ne sais jamais exactement ce qui m'attire chez eux. J'ai parfois peur de confondre attirance et aversion. Mes sentiments sont très confus. Nicolas dégage une aura qui m'attire. Il est beau, mais je sens que quelque chose d'autre – quelque chose d'inconscient – me séduit, et cela ne me rassure pas. J'ai entendu dire que l'on pouvait être attiré par une personne qui nous évoque un « défaut » de nos parents. Et que c'est seulement des mois, voire des années plus tard, que l'on comprenait pourquoi cette personne nous avait charmé. Cela crée souvent de mauvaises surprises.

Mais sur le moment, je ne me pose pas de questions. Je m'approche discrètement de Nicolas. Il a les cheveux châtains, courts et laqués ; des yeux bleu vert. Il a un sourire de charmeur, et peut-être que ce sourire devrait m'alerter. Mais je me laisse emporter par cette passion qui éclot brutalement à l'intérieur de moi.

Quand c'est à mon tour de danser, je monte sur le podium. Il me regarde avec insistance. Il est au comptoir avec un groupe de potes. Il n'y a pas beaucoup de monde dans le club ce soir-là : facile de le repérer. Quand j'ai fini de danser, je rejoins la loge en passant à coté de lui. Je lui lance un regard séducteur.

En montant à ma loge, il se dirige vers moi. Je stresse. Nous échangeons rapidement nos numéros. Toute la soirée, je ne fais que penser à lui. Je suis si éprise de lui que je m'en sens mal à l'aise. J'ai hâte d'avoir de ses nouvelles et à la fois, je redoute le moment où nous allons devoir échanger. Le moment où je vais devoir lui ouvrir mon coeur. Ou, du moins, faire semblant de lui ouvrir mon coeur.

Le lendemain, Nicolas me contacte et nous allons diner, le soir-même. Nous entamons une relation passionnelle. Nous nous voyons très fréquemment. Je dors souvent chez lui. Je me prends au jeu mais je reste méfiante. Nous ne mettons pas de mots sur notre relation. Nous ne nous déclarons pas « en couple » mais ne sommes pas non plus *sexfriends*. Je sais que Nicolas est très convoité et je pense qu'il joue sur plusieurs tableaux. Sur Facebook, il a des tonnes de commentaires de filles qui le complimentent. J'essaie de ne pas y prêter attention, et me dis que je suis sûrement parano. Et si les hommes n'étaient pas « tous les mêmes » ?

La relation est légère ; je garde mes doutes pour moi et m'efforce de ne pas poser de questions. Je ne peux pas me permettre d'encore tout gâcher, à cause de mon problème avec les hommes. Je suis folle de lui. J'ai envie de lui faire confiance, et c'est ce que je fais. Petit à petit, je lui vends mon âme.

Mais, après quatre mois à ce rythme, Nicolas m'invite à dîner car il a « quelque chose à m'annoncer ». Il m'amène dans un restaurant chic. Plutôt confiante, je pense qu'il s'apprête à officialiser notre relation ou à me faire une déclaration.

Pourquoi m'inviter au restaurant si ce n'est pas pour ça ? Sans attendre, il m'annonce la raison de ce dîner :

— Je vais partir six mois en Australie.

— Quoi ?!

Je suis désemparée. Je ne m'attendais pas du tout à ce genre d'annonce. Il ajoute :

— J'ai envie de voyager.

Je suis bouleversée et très déçue. Un millier de questions se bousculent dans ma tête. Devrait-il m'emmener avec lui ? Après tout, nous ne sommes pas vraiment un couple. J'essaie de lui trouver des excuses. Mais Nicolas ne semble pas avoir de regrets. Il part dans quelques jours et a l'air tout heureux. C'est sûr, je ne vais pas lui manquer. Je le savais : j'aurais mieux faire de partir avant qu'il ne le fasse.

Dans quelques mois, je retrouverai Nicolas. Dans quelques mois, Nicolas renforcera encore plus mon aversion envers les hommes…

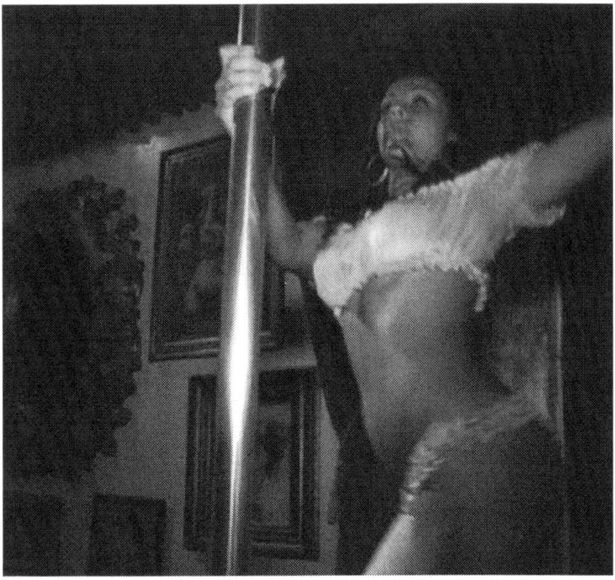

7

Coté Obscur

A cette même période, je rencontre Carole, une gogo danseuse que je croise souvent au travail. C'est une petite vietnamienne très mignonne avec qui je me lie rapidement d'amitié. Nous nous amusons comme deux gamines. Ces fous rires quotidien me font énormément de bien. Je me souviendrai toujours de ce grain de beauté, près de sa bouche, qui lui donnait un charme fou. Carole me remonte le moral. Je suis si bouleversée à l'idée que Nicolas soit parti ; encore plus bouleversée de savoir que je ne lui manque même pas.

Nous sommes en hiver et mes fins de mois sont à nouveau difficiles. D'autant plus que je dois aider ma mère et ma petite soeur. Malgré tout, je ne prends pas beaucoup de nouvelles d'elles. Je sais que c'est lâche, mais j'ai trop peur de les entendre me dire que mon beau-père a encore mal agi. Je préfère ne rien savoir. Bientôt, j'apprends que ma mère a enfin réussi à quitter mon beau-père.

Un jour, Carole me parle d'un stripclub en Belgique, dans lequel le salaire monte jusqu'à quatre mille euros. Elle a vaguement entendu parler de ce club par des collègues danseuses, et ne sait pas plus que moi à quoi s'attendre. Puisque je suis à sec, j'accepte sans trop réfléchir. J'aurai pourtant dû y réfléchir à deux fois. Cette expérience sera l'une des pires que j'ai vécue dans ma vie.

Nous prenons le train de Marseille à Bruxelles. Pendant tout le trajet, nous

nous demandons à quoi ressembleront les autres filles, à quoi ressembleront les clients et, surtout, combien nous allons réellement réussir à gagner. Nous sommes toutes excitées, imaginant que nous allons danser dans le top des clubs.

Arrivées sur place, nous cherchons le club pendant des heures. Il neige, nous sommes gelées. Nous finissons finalement par trouver le bâtiment qui, d'extérieur, n'a rien de rassurant. Nous frappons à la porte en métal et les yeux d'un vigile apparaissent à travers une petite fenêtre.

— C'est pour quoi ?

Il nous ouvre, et nous montons un petit escalier sombre, où plane une odeur de moisie ou de poussière. Le bâtiment est ancien et dégradé. On nous aide à monter nos valises et nous arrivons dans une grande pièce pleine de miroirs, dans laquelle se trouvent une quantité incroyable de chaussures et de vêtements de striptease. C'est glauque. Carole et moi nous échangeons des regards anxieux. Mais où sommes-nous tombées ?

On nous accompagne jusqu'à un bureau sombre. Au mur, des dizaines d'écrans de vidéo surveillance donnent sur les appartements du club. Assis derrière ce grand bureau, le patron. C'est un homme gras, costume et veste de cuir, aux yeux très noirs. Dans sa bouche, un cigare baveux. Le parfait cliché du gros dégueulasse.

— Asseyez-vous.

Le boss, nommé Gérard, est très strict. Nous obéissons comme deux enfants, tétanisées. Il nous explique aussitôt comment fonctionne le stripclub :

— On n'est pas ici pour laisser le temps passer. Le temps, c'est de l'argent. Tout ce que vous gagnerez, vous m'en donnerez la moitié.

Je suis impressionnée. Je pense : « Il a tout l'air d'un mac. »

— Les danses privées vous rapporteront cinquante euros les trois minutes – divisés en deux. Vous passez une par une sur le podium central. On vous appellera au micro. Tous les pourboires que vous prenez, vous les partagez aussi avec moi. Toutes les coupes que les clients vous offrent vous rapportent deux euros – que vous partagerez également avec moi.

Je comprends donc que je vais devoir boire de l'alcool, ce qui ne me plaît pas du tout. Mais, à en croire le patron et son regard noir, je n'ai pas le choix. Je suis totalement déstabilisée. Je ne m'attendais pas du tout à ça. Je n'en veux pas à Carole, car elle est aussi surprise que moi. Seul avantage, Gérard nous dit que le sexe entre danseuse et client n'est pas toléré. Voilà au moins une bonne chose. Il nous tend le contrat que nous signons toutes les deux, les mains tremblantes, un peu à contrecoeur. Je voudrais partir, mais le ton de Gérard « m'oblige » à rester. Et puis, si je parviens réellement à gagner quatre mille euros par mois… Pourquoi cracher dessus ?

On nous accompagne à nos chambres, un étage au dessus. Il y a six chambres. Dans la notre, il y a un lit superposé en ferraille, une lampe de chevet branlante en guise d'éclairage, un vieux papier peint, déchiré par endroits, et un plafond blanc-sale qui s'effrite. Je prends peur mais ne recule pas. Trop tard, nous avons signé pour deux mois. Dans les autres chambres, des femmes de toutes origines, surtout des russes, sont les unes sur les autres. On nous accompagne à la salle de bain commune. Je crains le pire. Et effectivement, c'est une horreur. La douche est pleine de crasse et de poils. Et, surprise, le réfrigérateur est dans la salle de bain. Quand on l'ouvre, c'est à se demander s'il ne fait pas office de toilettes. Bien sûr, nous devons acheter notre propre nourriture et nous faire à manger nous-même. Carole me chuchote :

— Bon, ce n'est pas un super plan, mais au moins on va gagner de l'argent.

Nous nous installons dans notre chambre lugubre, dont la moquette a une terrible odeur de moisi. Le premier soir, on vient nous chercher et nous explique comment nous allons devoir danser : nous ferons un premier passage en robe de soirée et finirons notre prestation en string. Les horaires : huit heures du soir jusqu'à dix heures du matin.

Nous nous changeons dans la grande salle aux miroirs. Il n'y a aucun rideau ; nous sommes toutes nues dans la même pièce. Les plus habituées n'ont plus aucune pudeur. Nous arrivons dans la boîte encore vide, et nous asseyons toutes autour du podium central pour attendre les clients. Quand ils arrivent, je remarque que certaines filles ont déjà leurs habitués. Problème, les clients parlent la plupart du temps anglais, et je n'en parle pas un mot. Je comprends alors que cela va être plus compliqué que je ne l'imaginais. Le DJ envoie la musique ; le club n'est pas très grand, les lumières sont bleues. Je pense « Putain, c'est vraiment glauque ». Il fait froid. Quand je vois les clients arriver et les « danseuses » les approcher, je comprends qu'il s'agit vraiment de racolage. Bientôt, on m'appelle au micro : « Shanna ! ». Je monte les marches du podium. Je suis sereine, j'ai l'habitude. Durant mon show, on me jette des billets et cela me rassure. Je ne suis pas ici pour rien. Je dois en faire des tonnes, car il y a de la concurrence avec les autres danseuses.

Plus ma danse est sexy, plus je reçois de billets.

Sur moi, les yeux des hommes se perdent. Ce sont, pour la plupart, des hommes banals, quinquagénaires esseulés, trentenaires probablement mariés. Ils viennent simplement boire un verre. Et puis, bien sûr, il y a les pervers, que je ne pourrais pas décrire. Il y en a de tous âges, ils n'ont pas de distinction particulière. Il n'y a pas de « profil type » du pervers. Ils ne sont pas borgnes ou n'ont pas la langue pendue comme dans les films ! Ils ont simplement le regard insistant et les mains baladeuses. Ils ont ce « truc » dans l'attitude, qui fait qu'on les repère rapidement. Ils ne me révulsent pas beaucoup plus que les autres. Pour moi, un homme reste un homme. Et un homme qui fréquente un lugubre strip-club, reste un homme qui fréquente un lugubre strip-club.

Après ma prestations, je redescends du podium et tente de séduire un client. Là est la difficulté : je ne sais pas faire ce genre de choses. Je sais danser, je sais me donner en spectacle mais je ne peux pas séduire, comme ça, quelqu'un qui ne me plaît pas. A ce moment-là, je me sens Alicia et non Shanna. Et Alicia est incapable de séduire un homme pour de l'argent.

Je suis si mal à l'aise que je passe le relai à Carole. Il me faut quelques jours pour parvenir à séduire les hommes.

Je gagne environs deux cent euros par soir. C'est peu, sachant que je travaille douze heures d'affilée en pleine nuit, presque nue. Mais je m'en contente.

Tous les soirs, dans ma robe bleue sous laquelle je ne porte qu'un string, je vais séduire des hommes qui me répugnent. Je me force à boire pour me désinhiber. Mais je ne parviens jamais à oublier où je suis, ni ce que je suis en train de faire. Le striptease me plait tout en me dégoutant, de moi-même et des hommes. Mais je ne prends aucun plaisir à charmer pour vendre des coupes de champagne. D'ailleurs, la plupart du temps, nous versons les coupes sur la moquette puante.

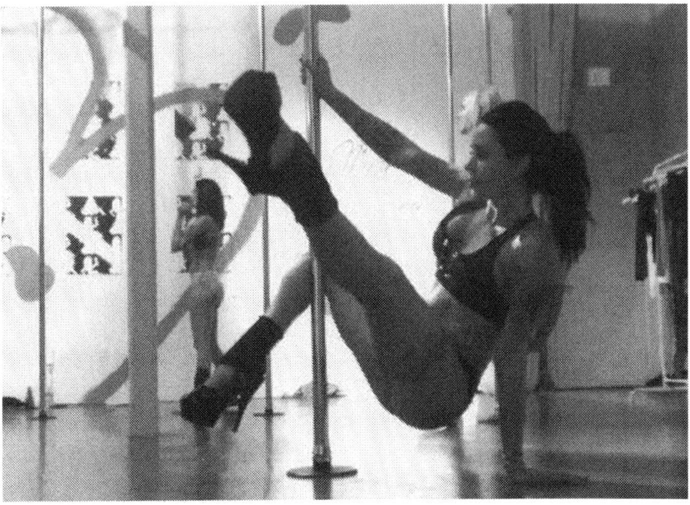

8

Salie

Tous les soirs, au stripclub, je croise la même équipe : le barman, le patron et la sécurité. Parmi les vigiles, il y a un homme nommé Youti. Plutôt mignon.

Il vient souvent me voir pour tenter de m'inviter à déjeuner. Je refuse pendant plusieurs jours, mais finis tout de même par accepter. Je crois que j'ai simplement envie de sortir un peu de ce cadre. Et puis, je pense toujours à Nicolas, cela me changera peut-être les idées... Bien sûr, je reste très méfiante – je n'ai déjà pas confiance en temps normal, alors dans ce genre d'endroit...! Nous allons donc déjeuner tous les deux, dans un restaurant sympa, dans le quartier. Il me dit :

— Je t'adore, tu es belle, simple, drôle et gentille. Ma mère va t'adorer.

Ta mère ? Vraiment ?

Les jours suivants, à plusieurs reprises, il me propose de le rejoindre dans sa chambre d'hôtel. « Comme ça, pour discuter. » Je refuse à plusieurs reprises, mais, face à son insistance, je finis une nouvelle fois par céder à Youti. Je pense : « Il est un peu spécial mais il a l'air gentil. Il n'y a sûrement rien à craindre. » Je le préviens que j'accepte de le rejoindre dans sa chambre, mais qu'il ne se passera rien.

Je me rends alors dans son hôtel, qui n'est pas plus glamour que le bâtiment du strip club. Je suis vêtue d'un survêtement et de baskets, pour bien lui faire comprendre qu'il ne se passera rien. La chambre est minuscule, pourvue d'une lucarne qui laisse à peine passer la lumière. On se croirait en prison. Nous discutons un peu, mais la situation prend rapidement une tournure désagréable.

Après trois phrases échangées, Youti tente déjà de m'embrasser. Je suis mal à l'aise mais je me laisse faire. Je pense : « Après tout, ce n'est qu'un bisou. » Enfin, pour le moment. Youti s'emballe, se penche sur moi, pose sa main sur ma cuisse : il veut clairement coucher avec moi. Je refuse, le repousse, le supplie d'arrêter. Mais c'est de pire en pire. C'était tellement prévisible ! Comment ai-je pu être aussi naïve ?! Je me déteste. Je déteste être ici, je déteste ma vie.

Il me pousse sur le lit, se couche sur moi. Je lui donne des coups de pieds mais rien n'y fait. Youti a beaucoup de force. Il me dit :

— Laisse-toi faire.

Puis il descend la fermeture de son pantalon, et je sens mon cœur s'emballer. Je continue à le supplier :

— Arrête, mais arrête !

Je n'ai même plus le temps de penser. Même plus le temps de me haïr. Tout va si vite. Il me tient d'une main, m'écrase contre le lit. De l'autre main, il enlève son pantalon et dit :

— Ne t'inquiète pas, ça va aller.

Il doit peser quatre vingt kilos : je suis impuissante. Il est de plus en plus violent. J'encaisse les coups de reins, je pleure et finis par cesser de me débattre. J'ai mal. Je culpabilise. Je me dis que si je suis allée dans sa chambre, cela signifie que j'étais consentante. » Jusqu'à aujourd'hui, je n'ai jamais porté plainte, car je continue à me persuader que j'étais consentante. Pourtant, je sais que je ne l'étais pas. Youti m'a violée. Le vigile d'un strip-club glauque — dans lequel je travaillais parce que j'ai probablement un grain – m'a violée.

Je me rhabille à la hâte, prends mes affaires et m'en vais. Je me sens tellement sale. Je quitte son hôtel morbide, pour retrouver ma chambre qui ne l'est pas moins. Sur la route, je pleure tellement que j'en étouffe. Je veux mourir.

Arrivée devant le bâtiment, je sèche en vitesse mes larmes. Je n'ai pas envie que Carole sache ce qu'il s'est passé, pas envie non plus de créer des problèmes dans le club. Dans la chambre, Carole me demande comment s'est passé mon « rencard ». Je réponds :

– Pas mal. Vraiment pas mal.

La douleur, psychologique et corporelle, ne fait que s'accentuer.

Je me prépare alors pour le show, comme tous les soirs. J'enfile ma longue robe bleue mais, aujourd'hui, je n'ai pas envie de la retirer sur le podium. J'ai envie de rester habillée, je ne veux pas que l'on me voit nue. Je me sens très mal, mais il faut que j'aille travailler, et je ne veux pas que ma mésaventure s'apprenne.

La soirée se passe. Comme d'habitude, à huit heures du matin, nous nous retrouvons toutes dans la grande salle aux miroirs. Nous attendons notre tour pour aller compter nos billets avec Gérard. Ce soir, je n'ai pas gagné grand chose. Je n'ai pas bien dansé, je n'ai séduit personne. J'ai bougé machinalement mon corps, en pensant à ce que ce même corps a subi quelques heures plus tôt. Gérard est furieux.

– Et alors Shanna, on se repose sur ses lauriers ? Qu'est-ce qui t'arrive ?

Je rejoins le dortoir, dévastée. Je prends une autre douche, je me savonne à outrance, je frotte jusqu'à m'irriter la peau, mais rien n'y fait : je me sens toujours aussi sale. Mes larmes se mêlent à l'eau de la douche. Je me repasse en boucle les images de Youti sur mon corps. Je me dis que ce souvenir ne s'effacera jamais. Je ne me suis jamais autant haïe.

Nous travaillons dans ce club pendant deux mois. Parfois, les soirées sont vraiment longues. Il n'y a pas beaucoup de clients. Au contraire, il arrive que la salle soit bondée et que les billets volent. Dans ce cas, nous sommes toutes sur le podium, entassées les unes aux autres, entre topless et twerks. Je déteste la fin des shows, quand nous devons finir en string ficelle et remuer nos fesses comme de vulgaires morceaux de viande. Il m'arrive de recroiser Youti, et sa proximité me met dans tous mes états. Je lui dis bonjour tout en longeant les murs. Je ne peux pas l'ignorer. J'ai peur que cela s'apprenne et que cela arrive aux oreilles du patron. Je ne veux pas créer de conflit dans le club. Je me sens sale et *coupable* d'avoir été violée. D'ailleurs, ce n'est pas un viol. C'est ce que je me répète à longueur de journée, pour tenter d'accepter : « Il ne m'a pas violée, j'étais consentante. » Si j'avais pu, j'aurais quitté plus tôt cette « maison close du striptease ». Mais j'avais signé un contrat et le patron, Gérard, me terrorisait.

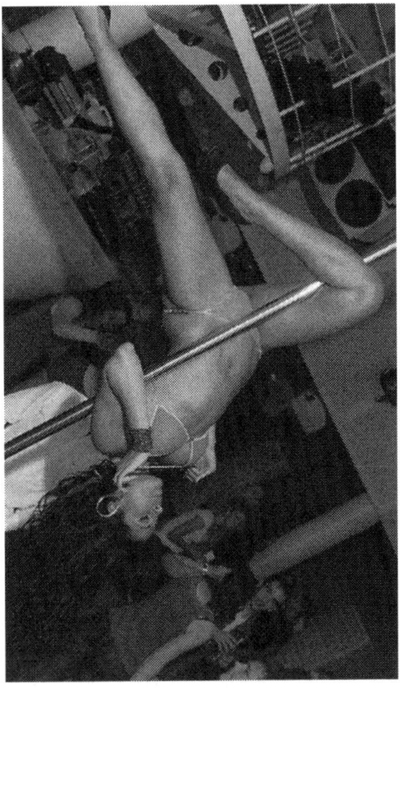

9

Trahison

A notre retour, Carole et moi retrouvons notre quotidien. Nous recommençons à travailler dans des bars de nuit « normaux », et je me réjouis de retrouver ces podiums ! Plus de lits en ferraille, plus de poils et de crasse dans la salle de bain, plus de « mac » pour recompter nos billets le soir et nous dire : « Ce n'est pas suffisant. », et, surtout, plus de Youti. Le visage de ce connard restera à jamais gravé dans ma mémoire. Je sais que je ne me remettrai jamais de ce qui m'est arrivé. Mais, au moins, Youti n'est

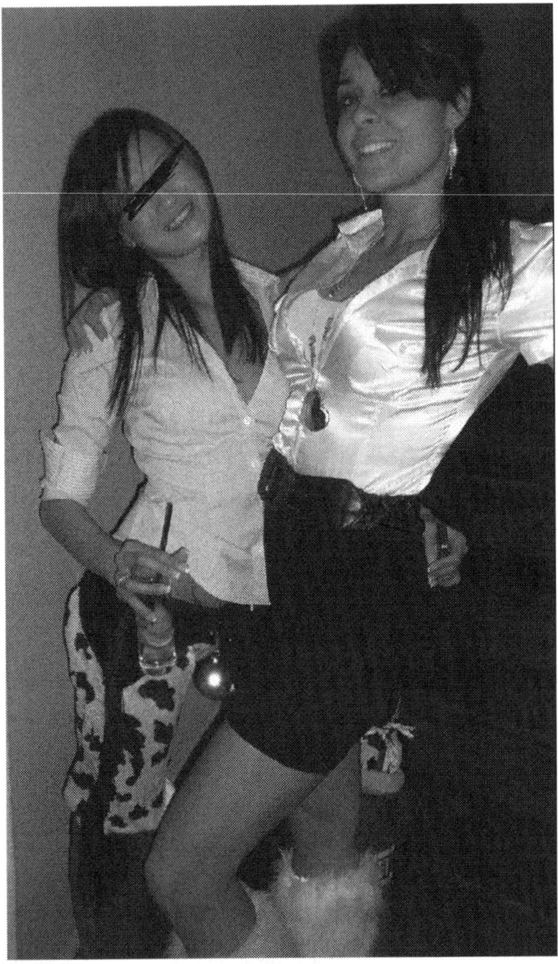

plus qu'un souvenir. Je ne le recroiserai jamais — du moins, je l'espère.

Depuis que nous sommes partis chacun de notre coté, Nicolas n'est pas sorti de ma tête. Le travail m'occupe l'esprit, mais je ne parviens pas à l'oublier. Pourtant, je ne le rappelle pas. J'en ai ma claque des hommes, j'ai bien trop peur d'être à nouveau déçue.

Je réfléchis de longs mois avant d'enfin prendre la décision de le recontacter. N'ayant pas le courage de lui téléphoner, je lui envoie un texto, que j'écris, efface et réécris de nombreuses fois. Nicolas est toujours en Australie, mais plus pour très longtemps. Dès son retour, nous nous mettons « officiellement » en couple.

Après quelques mois de relation, nous emménageons ensemble. Je ne sais pas encore que cette cohabitation sera la pire que j'ai vécue jusqu'ici. Bien que je sois très amoureuse de lui, je ne parviens pas avoir confiance. Je suis complètement paranoïaque. Nicolas sort tout le temps avec ses amis jusqu'à pas d'heure. Je ne me sens pas du tout aimée et suis persuadée qu'il me trompe. Un soir, alors qu'il est endormi sur le canapé après une soirée en boîte – sans moi – son portable vibre sur la table. Je m'approche discrètement et me penche au dessus du téléphone. C'est son ex, Julie, qui lui demande : « T'es où ? » « T'es rentré chez toi ? » « Allo ? »

Je bondis et réveille brutalement Nicolas.

– Tu te fous de moi ?!

C'est une fatalité. J'ai beau essayer, les hommes et moi, ce n'est pas possible. J'ignore si toutes les femmes ont le même problème, si tous les hommes sont vraiment des saloperies ou si c'est moi qui vais chercher les connards, mais une chose est sûre : LES HOMMES ET MOI, ÇA NE MARCHE PAS.

Je demande à Nicolas de me montrer la conversation. Mais – je m'en doutais – il refuse, et une grosse dispute éclate. Je suis hors de moi. Je me sens trahie et humiliée. Encore.

Je réalise plus tard que les flâneries de Nicolas ont été la cause de mes nombreux problèmes vaginaux : infections urinaires, mycoses à répétitions. Il m'a trompée à maintes reprises sans protections. Puisque je travaillais en boite de nuit, j'étais absente tous les week-ends et Nicolas devait en profiter.

Quand j'arrive à saturation, je lui annonce que je veux partir quelques jours pour réfléchir. Cette relation est malsaine. Il faut que ça s'arrête.

Il me dit « Pas de problème ». Tu m'étonnes. Deux jours plus tard, je travaille dans une soirée sur la plage quand par un hasard extraordinaire, Nicolas apparaît. Et, bien entendu, Nicolas n'est pas seul, mais bras dessus bras dessous avec… Julie ! Je sens que la soirée va être mouvementée. Puisqu'il ne m'a pas vue, je me cache et les espionne. Je suis folle de rage. Je l'aime tellement. Mais ce n'est plus possible. La soirée passe, je les vois partir et j'ai l'intuition qu'ils vont aller chez moi.

J'attends qu'ils partent et je récupère ma voiture. Je roule en direction de l'appartement ; je suis affreusement stressée. Je rentre dans la résidence phares éteints et me gare le plus loin possible de ma fenêtre – j'habite au rez-de-chaussée. J'aperçois leur voiture. Mon cœur bat fort, mes tempes me brûlent. Je me sens affreusement mal. Je m'approche discrètement de la fenêtre du salon et là, je les aperçois tous deux enlacés sur le canapé. *Mon* canapé ! Je suis prise d'une rage incontrôlable et cours vers la porte d'entrée. Je tambourine en hurlant « Ouvre-moi ! » et Nicolas finit par me répondre :

— Je t'ouvre mais tu n'agresses pas Julie ! Elle va s'enfermer dans la chambre.

Il sait que je peux être agressive quand je suis énervée. Et là, je n'ai jamais été aussi énervée. Je n'ai qu'une envie : les tuer tous les deux ! Quand il ouvre la porte, je rentre en furie ; je voudrais tout casser mais je me contiens. Julie sait très bien que Nicolas et moi sommes ensemble.

— Dégage cette fille de chez moi !

— Je la fais sortir, mais tu ne lui fais rien.

Il ouvre la porte de la chambre, elle sort et je lui crie au passage:

— Tu te feras baiser un autre jour, connasse !

Elle part, claquant la porte, tête baissée.

Pendant des heures, nous nous engueulons. Je pleure, je hurle, je le couvre de reproches auxquels il me répond que je suis folle et qu'il n'y a rien de grave. La nuit est interminable. Je dors sur le canapé ; lui, dans la chambre.

Le lendemain, je suis encore choquée de cette brutale rupture. Je me sens tellement mal. Je me repasse en boucle les images d'hier soir et des souvenirs divers avec Nicolas. Lui le vit très bien, il ne manifeste aucune tristesse, aucune pitié, aucun remord. Il sourit. Dès mon réveil, je ne fais que pleurer et lui dis que, malgré tout, j'ai besoin de lui. Je ne me sens pas capable de tout abandonner comme ça, du jour au lendemain. Je voudrais qu'il reste avec moi au moins quelques jours, qu'il soit présent, qu'il sèche mes larmes. Mais Nicolas me répond :

— Non, j'ai déjà prévu une semaine de vacances à Saint-Tropez. Ça ne se fait pas d'annuler au dernier moment.

Je le supplie, même si je sais que c'est vraiment me rabaisser. Mais Nicolas prépare ses affaires et part, comme si de rien n'était.

La douleur ne fait que s'amplifier. Je me sens seule, abandonnée, et n'ose demander d'aide à personne. Je ne fais que pleurer et bois énormément d'alcool. J'ai besoin d'évacuer mais n'y parviens pas. Me laisser dans un tel état, alors que c'est lui qui est en tort… La douleur devient insupportable. Plus la journée passe, plus je me sens seule et triste. Nous sommes maintenant le soir et je n'ai rien fait d'autre que pleurer et boire de la vodka. J'en ai oublié de manger. Je suis dans un tel état, allongée sur mon canapé, bouteille à la main, les yeux gonflés, boursoufflés de larmes, à faire le bilan de ma vie. Je repense à mon beau-père, à Christian, à Youti, ainsi qu'à tous les hommes répugnants que j'ai connus jusqu'ici. J'ai besoin d'extérioriser cette douleur qui me ronge de l'intérieur. Je veux en venir à bout.

Je me lève alors, titube vers la cuisine et attrape un couteau. Je me rassois sur le canapé, je fixe mon poignet, couteau en main. Je pose la lame sur mon poignet gauche. La lame est froide. Je regarde ce couteau posé sur ma peau, longuement, en attendant de trouver le courage. Mais je réalise que je n'y arriverai pas, et recommence à pleurer, jusqu'à étouffer. Je m'écorche un peu le poignet, sans profondeur. Cela saigne à peine. Ce n'est pas ça qui me tuera mais je réalise que cela me soulage. Alors je recommence. On dit « Ce qui est dehors n'est plus dedans ». Peut-être que si j'ai mal à l'extérieur, je cesserai d'avoir mal à l'intérieur ? Je me fais une dizaine d'entailles, je vois ma peau s'ouvrir et, bizarrement, je me sens un peu soulagée. Puis je bois un dernier verre cul sec, regarde à nouveau le sang qui coule et réalise ce que je viens de faire. Je pose le couteau sur la table basse et vais me coucher en titubant.

Le lendemain matin, je me réveille complément sonnée. Je réalise que j'ai mal au poignet et me souviens de ce que je me suis infligée. Je panique, car je ne veux pas que l'on voit mes blessures. J'enroule alors un bandage autour de mon poignet. Je dirai que je me suis fait une entorse. Puis je me lance dans un grand ménage, je suis hyper active, il faut que je m'occupe l'esprit. Je n'ai aucune nouvelle de Nicolas.

Toute la journée, je pense à me venger. Ce connard est à Saint-Tropez en train de s'éclater avec des filles, pendant que je suis dans cet état lamentable. Je pense « Rira bien qui rira le dernier », sourire aux lèvres, et commence à organiser ma vengeance. J'appelle une connaissance, un garçon rugbyman, très musclé. Je lui demande de venir avec son camion. Avec son aide, je vide la totalité de l'appartement – tous les meubles sont à moi ! L'appartement est vide, il ne reste rien du tout, pas même une fourchette. Je stocke tout ça chez une copine. Je jubile : « La surprise qu'il va avoir en rentrant ! » Et ça ne rate pas. Je n'ai pas de nouvelles durant tout son séjour sur la Côte. Au bout du cinquième jour, je reçois un texto de sa part. Visiblement, il est rentré :

« Pauvre conne, tu es sérieuse ? Tu as tout enlevé, je n'ai plus rien, comment je vais faire pour vivre ?! »

Ce à quoi je réponds :

« Tu devrais retourner à Saint-Tropez, on y est peut-être mieux logé ! »

10

Zappez-moi

Après ma rupture avec Nicolas, je décide de déménager. J'ai besoin de clarté, de nouveauté, pour me sentir sereine. Nous sommes en deux mille douze. Je loue un appartement un peu vieillot, dont je refais entièrement la déco. Je repeins les murs en rose, réaménage la cuisine en cuisine américaine. J'installe, au beau milieu du salon, une barre de pole dance et tout un tas de miroirs. L'appartement est dans un immeuble à un seul étage ; je n'ai qu'un voisin de palier que je croise une fois par siècle.

Maintenant que j'ai une véritable salle de danse chez moi, je m'entraine tous les jours. J'ouvre même un compte YouTube sur lequel je poste des vidéos d'apprentissage de pole dance — j'y poste également quelques vidéos où je chante.

A cette période, je travaille de moins en moins dans le milieu de la nuit. Les gogo et stripteaseuses basculent de plus en plus dans l'escort et la prostitution. On me demande de faire plus que je ne veux faire, autrement dit, la pute. Non merci ! Mon expérience en Belgique m'a suffisamment traumatisée comme ça.

Financièrement, je rame. Je suis terrorisée à l'idée de ne plus avoir d'argent — comme c'était le cas durant mon enfance. Je décide de mettre provisoirement le monde de la nuit de coté. Je commence à travailler dans une brasserie et à garder des enfants. Au travail, je me sens « Alicia », c'est à dire timide, introvertie. Curieusement, ça me met mal à l'aise de m'habiller en fille sage. Je me sens plus moi-même et plus sûre de moi lorsque je suis en mini-jupe et en talons plateforme. Parallèlement, trois filles me contactent pour monter un groupe de musique. Je me rends à trois rendez-vous, avant d'abandonner car une opportunité se présente à moi : un jour, en ouvrant par hasard mes mails indésirables, je tombe sur un message un peu spécial, qui va chambouler mon quotidien. Un casteur de la chaîne W9 me propose de participer à une émission de télé-réalité. Je n'ai pas la télé et n'ai jamais entendu parler « télé-réalité ». Le mail ne datant pas de la veille, je me dis que c'est probablement trop tard et ne tente même pas de téléphoner au casteur. Mais celui-ci finit par me relancer. A son deuxième mail, je réponds : « Laissez-moi tranquille avec votre truc ! » Puis, après réflexion, je reviens finalement vers le casteur. Et si cette expérience était l'occasion de changer totalement de vie ?

De penser à autre chose, de gagner de l'argent, de fuir mon quotidien ? Et si la télé m'ouvrait des portes pour la musique ? J'accepte donc, sans trop savoir à quoi m'attendre, de passer le casting des « Marseillais ».

Lors du Casting, à Toulon, on m'annonce que le tournage se déroule à Miami, dans une superbe villa. Tout ce que j'aurais à faire, c'est de danser dans des clubs aux Etats-Unis. Tous frais payés, pendant un mois. Je ferais simplement mon job, comme d'habitude, mais... derrière les caméras, et aux USA ! Maintenant que je suis convaincue, c'est aux casteurs de bien vouloir de moi. J'ai accepté l'idée et suis même très enthousiaste. Mais si eux n'étaient pas convaincus ? Le lendemain, je reçois un coup de fil de leur part qui m'annonce, à ma grande surprise, que je suis prise pour le tournage. Je stresse et suis ravie à la fois. Je préviens tous mes proches, et la plupart me disent : « Tu ne vas quand même pas faire ça ! C'est de la merde ! » A l'époque, nous n'avions pas conscience de ce que la télé-réalité pouvait apporter. J'ai même entendu dire que la télé-réalité pouvait porter préjudice. Une fois l'étiquette « télé-réalité » collée, nous ne pouvons plus travailler nulle part. Comme d'habitude, heureusement, je n'ai fait confiance qu'à moi même. De toute façon, je n'ai rien à perdre !

Me voici donc partie pour les USA. C'est incroyable. Cet endroit, pour moi, est paradisiaque. Je ne parle pas un mot d'anglais mais rien ne me décourage. Je reste moi-même, pétillante et drôle, malgré mon mal être. Les tournages ne sont pas évidents, car nous sommes filmés du matin au soir, nous devons porter un micro en permanence, nous sommes coupés de tout et, pour finir, nous devons vivre avec des personnes que nous n'aimons pas forcément. Comme je suis gogo danseuse, on m'attribue rapidement l'étiquette de « la pute de la maison ». Pendant le tournage, je rencontre un garçon, que j'appellerai « T », avec qui j'entame une relation, davantage basée sur la confiance que sur la passion.

Après le tournage, je rentre en France totalement chamboulée. Les passants m'interpellent dans la rue. Je suis partie en n'étant « personne » et à mon retour, des milliers de gens savent qui je suis.

La notoriété peut apporter beaucoup de choses positives au niveau financier, à condition d'être malin. Il faut avoir conscience que tout peut s'arrêter du jour au lendemain. Ayant manqué d'argent enfant, je n'ai jamais jeté mon argent par les fenêtres. Je me suis toujours dit que, lorsque je m'achèterais mon premier sac à main de marque, cela signifierait que je peux m'en acheter cent. On peut avoir facilement la tête qui tourne, mais il faut faire attention. Grâce à la télé-réalité, je commence à être bookée dans des boîtes de nuit – ce qui veut dire que j'étais payée pour ma présence. Puis, je crée avec T. la marque de blanchiment dentaire BBryance. Nous commençons par emballer les colis dans notre garage, et n'imaginons pas l'ampleur que notre marque va prendre. Aujourd'hui, nous sommes l'une des plus grosses sociétés de blanchiment dentaire d'Europe. Ma relation avec T. s'essouffle au bout de trois ans, à force d'être l'un sur l'autre. Mais nous continuons à travailler ensemble. Bientôt, je créé seule la marque « Naycia », avec laquelle je vends des produits de beauté et de sport. Une partie du chiffre d'affaires est reversé à l'association « Les cuistots du coeur ». Grâce à ma notoriété, je parviens assez facilement à promouvoir mes marques.

Bien sûr, la notoriété a aussi ses inconvénients. Beaucoup de personnes profitent du fait que j'ai beaucoup de followers, ce qui renforce ma méfiance. Si vous avez un lourd passé et que des personnes malveillantes veulent vous nuire, elles peuvent s'amuser à ressortir ce passé pour détruire votre réputation. Alors voilà : ce passé, je le ressors moi-même. Comme ça, tout est dit !

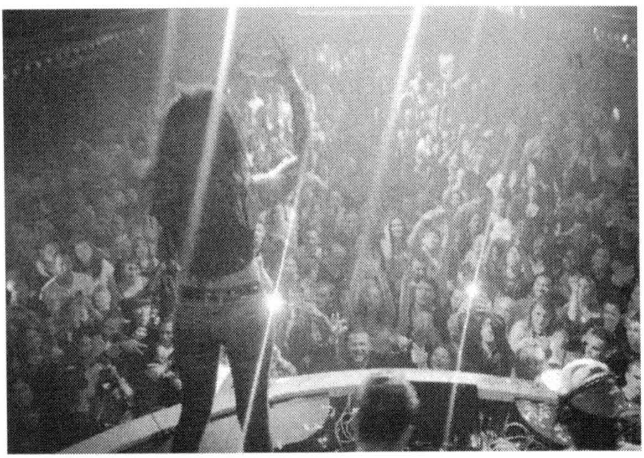

11

Overfull

Quand ma notoriété est à son plus haut point, je découvre que je souffre d'une pathologie : l'agoraphobie. L'agoraphobie est une peur de la foule. C'est un soir de booking, alors que je suis entourée de deux mille cinq cent personnes – qui sont, en partie, venus pour me voir – que je fais ma première crise. Je m'effondre et fais une crise de tétanie : je pleure beaucoup et ai des convulsions. Puis mon corps se raidit complètement. Parfois, il suffit d'un simple groupe de personnes m'approchant dans la rue, pour que j'angoisse. Malheureusement, mon agoraphobie m'amène parfois à mal réagir dans la rue, lorsque des passants, m'ayant reconnue, m'approchent. Je tiens à souligner le fait que je vous adore tous et que ce n'est absolument pas contre vous !

Plus le temps passe, et plus mon mal-être s'amplifie. J'ai la sensation de ne pas être au bon endroit, au bon moment. Mon corps m'encombre. Bien que la télé-réalité m'ait changé les idées, je ne me sens toujours pas à ma place dans cette vie.

A cause de l'agoraphobie, je passe une longue période enfermée chez moi. Faire les courses devient un calvaire. Un soir, quatre jeunes sautent la clôture de mon jardin pour venir mettre le bordel. Je ne les connais pas et suis terrorisée. J'ai si peur que je ne parviens même pas à appeler les gendarmes. Ce sont mes voisins qui, entendant le bordel, viennent à ma rescousse. Une autre personne, inconnue elle aussi, vient me menacer de mort tous les jours devant ma porte, pendant plusieurs semaines. Ce sont les inconvénients de la notoriété ! Je me demande si j'ai bien fait de me rendre « publique ». J'avais déjà peur de mon ombre, voilà qu'aujourd'hui toute la France sait que j'existe. Toute la France est devenue une menace. Je deviens complètement paranoïaque. Je deviens folle.

Le soir, j'ai du mal à m'endormir. Le moindre petit craquement de plancher me fait sursauter. Je regarde la télé sans le son, avec les sous-titres, pour être sûre d'entendre si quelqu'un s'introduit chez moi. Je ne peux pas rester en France, où la plupart des jeunes savent qui je suis. J'ai peur.

A cette même période, ma mamie, qui était l'une des personnes que j'avais de plus cher, décède. A l'hôpital, je lui chante Francis Cabrel jusqu'à la dernière seconde. Au lieu de « Petite Marie », je chante « Petite mamie ».

Je viens du ciel, et les étoiles entre elles, ne parlent que de toi.

Quand elle s'éteint, je reste près d'elle et lui dis que je l'aime. C'est la première fois de ma vie que j'ai l'occasion de dire à un proche que je l'aime. Je suis au plus mal.

Pour tenter de me changer les idées, je me concentre sur la musique. Je prends des cours de piano et compose des chansons. Un soir, je regarde en replay quelques épisodes des « Marseillais », et c'est là que j'ai le déclic : je vais partir vivre aux Etats-Unis.

Je décide donc de tenter ma chance à Miami. Là-bas, qui sait si une carrière musicale ne m'attend pas ? Plutôt que de faire du surplace en France, autant tenter ma chance ailleurs.

Je pars seule avec un maigre sac à dos. Je ne parle pas un mot d'anglais. J'ai prévu de vivre en colocation avec une copine, Emilie – puis une seconde, Julia, nous rejoint par la suite. Arrivée à l'aéroport de Miami, j'ai déjà l'impression que quelque chose a changé. C'est comme si le voile négatif qui me suivait partout était resté en France. Je vois clair ; plus de bouts de verre dans ma tête. Je le sens immédiatement.

Sur place, je retrouve Emily, qui veut immédiatement m'emmener faire la fête. Dans la boîte de nuit où elle m'emmène, grâce à son incroyable réseau, nous nous retrouvons dans le carré VIP, à la table de Trey Song et... P. Diddy ! Dans cette même boîte, nous croisons plus tard Kylie et Kendal Jenner, Rihanna, Nicki Minaj,

Selena Gomez et Drake. Je ne fais pas de crise d'agoraphobie – peut-être parce que je sais qu'ici, personne ne me connaît. Je ne suis ni Alicia, ni vraiment Shanna. Je ne suis personne, je suis juste là et je me sens hyper bien. J'ai enfilé, encore une fois, une nouvelle peau.

A Miami, je ne me sens pas jugée. Je peux m'habiller en jupe courte et en bas résilles tous les jours, personne ne me dit rien, personne ne me regarde mal. Le regard des hommes, j'ignore pourquoi, m'apparaît moins malsain. C'est étrange mais je me sens libre.

En haut à gauche, moi…

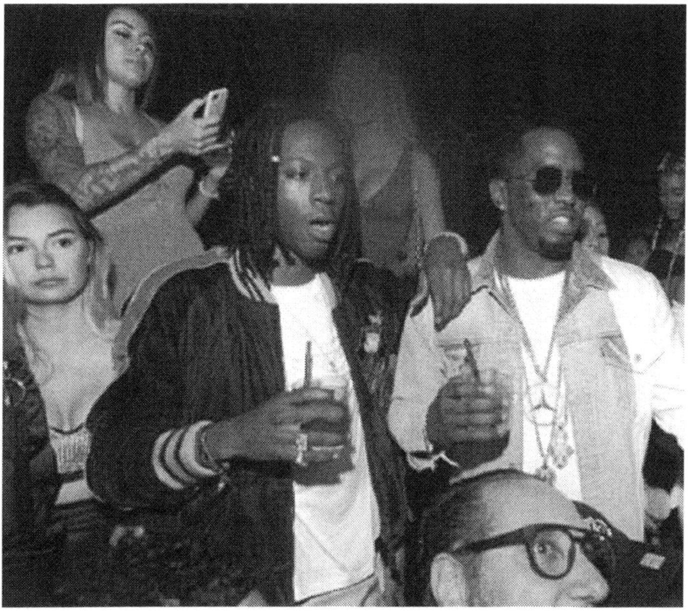

En bas à droite… P. Diddy.

Je ne perds pas de temps et cherche rapidement un manager, pour m'aider à lancer ma carrière musicale. Je ne suis pas ici pour me tourner les pouces. Malheureusement, pendant un an, je me retrouve confrontée aux mêmes profils : des escrocs, ou des hommes qui veulent être payés « en nature ». Après un an de recherche, je trouve enfin une manageuse. C'est une femme très sympathique, qui inspire confiance. Nous mettons immédiatement cartes sur table : elle me présentera du beau monde, m'aidera à enregistrer des titres, des clips et à me produire sur scène.

Grâce à elle, j'enregistre mes premiers titres, « Stars » et « Drop the ball » à New York. Mon accent anglais n'est pas au rendez-vous, mais je suis ravie de pouvoir enfin chanter dans un studio d'enregistrement – qui plus est, aux US !

Mais quelques mois après mon arrivée, les choses s'enveniment pour moi : mes colocataires se retournent contre moi. Dans l'appartement, elles me renient complètement et font de moi leur bouc émissaire, sans raison. L'ambiance est morbide. Le silence est pesant. Ces situations me rappellent mon enfance. C'est insupportable. Je suis à nouveau au plus mal. J'ai perdu les seules « vraies » amies que j'avais sur place — les autres n'étant que de vagues connaissances. Je n'ai plus aucune famille.

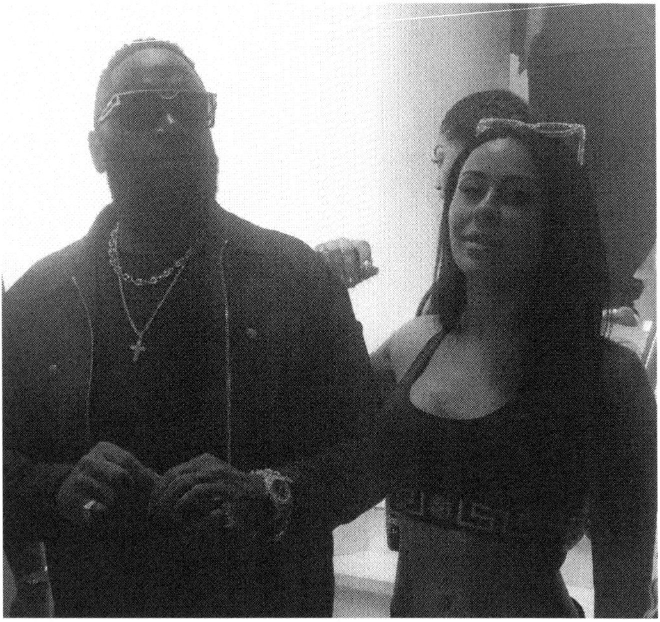

12

S.

C'est à New-York que je rencontre un homme vraiment spécial. Des copines m'informent qu'elles ont fait la connaissance d'une personnalité, – que j'appellerai « S. » – qui pourrait me plaire.

– Il est extrêmement gentil, mais bien plus timide qu'il en a l'air.

Je vois tout à fait de qui il s'agit, et il est vrai que, physiquement, S. est tout à fait mon genre. Je l'ai déjà croisé en soirée, mais nous n'avions pas échangé. Mes copines tiennent absolument à me le présenter.

– Mais je ne lui plairai jamais !

– En fait, on lui a déjà montré des photos de toi et… tu lui plais beaucoup.

Je suis terrorisée. Si ça se passe mal, je n'aurai plus qu'à fuir une nouvelle fois. Je ne sais pas si je le supporterai. Et puis, moi, sortir avec une personnalité ? Ni Alicia, ni Shanna ne sera suffisamment confiante pour avoir un rencard avec une star. Toutes les filles doivent lui courir après... Je suis vraiment trop fragile pour tenter quoi que ce soit. Pourtant, poussée par mes copines, j'accepte et me dis que, si cela ne marche pas entre nous, cette rencontre pourrait peut-être m'ouvrir des portes dans le milieu de la musique.

S. et moi nous donnons rendez-vous dans un célèbre centre commercial de New-York. Je suis terriblement stressée et me demande si ce n'est pas une grosse supercherie. Quand je l'aperçois, au loin, devant la vitrine d'une boutique de sport, je songe sérieusement à faire demi tour. C'est bien lui, seul, superbe. Les yeux des passants se posent sur lui, mais peu osent l'interpeler. Il a l'air simple, sans bling-bling comme je l'imaginais. Il est plus petit et plus foncé de peau qu'il n'y paraît derrière les écrans.

Je m'approche timidement. Et s'il ne me reconnaissait pas ? Les photos ont tendance à embellir, il s'imagine peut-être de moi que je suis un canon… En tous cas, lui est encore mieux en vrai.

Mais il me reconnait immédiatement et se dirige vers moi à la hâte, tout souriant. Mon coeur a rarement battu aussi vite ! Je fais mine d'être à l'aise mais ça se voit que je me sens mal. Je gigote dans tous les sens ; je ne sais pas quoi faire de mes mains alors je les passe sans arrêt dans mes cheveux. J'ai probablement l'air très con. S. est tranquille, bien qu'un peu timide. Nous ne savons pas quoi nous dire ; nous échangeons quelques banalités pathétiques dans le genre :

— Et sinon, tu as quel âge déjà ? Et tu habites où ? Ça fait longtemps que tu vis ici ?

Pour le moment, il me plaît beaucoup. Comme j'ai les bras à l'air, je cache mes poignets tant bien que mal. Nous rejoignons sa voiture et je me laisse conduire à son appartement. En arrivant, je suis surprise de voir qu'il n'habite pas dans un immense appartement pourvu de pièces et de décorations inutiles. Son chez-lui est magnifique, mais il ne ressemble pas à ce que j'imaginais. Dans une chambre, S. a installé une « pièce musicale ».

Le stresse s'amplifie et s'apaise à la fois. Je me sens bizarre. Une partie de moi est à l'aise ; l'autre, méfiante à cause de mon passé. Nous nous asseyons devant son ordinateur, et S. me fait écouter ses dernières créations. La journée passe, puis la soirée, et nous entreprenons de créer un morceau ensemble. Pendant des heures, nous chantons, dansons sur ce morceau que nous sommes en train de créer. Quelque chose de magique est en train de se passer. Mes angoisses s'évaporent. Je suis sur un petit nuage. En fin de soirée, nous nous embrassons, enfin.

Quand il se fait vraiment tard, je dis à S. qu'il est l'heure de rentrer à mon hôtel. Je m'attends à ce qu'il me retienne. C'est un homme, après tout. Un homme à qui je plais. Mais il ne cherche pas à me retenir. Il me lance un doux regard et m'embrasse tendrement avant de me raccompagner.

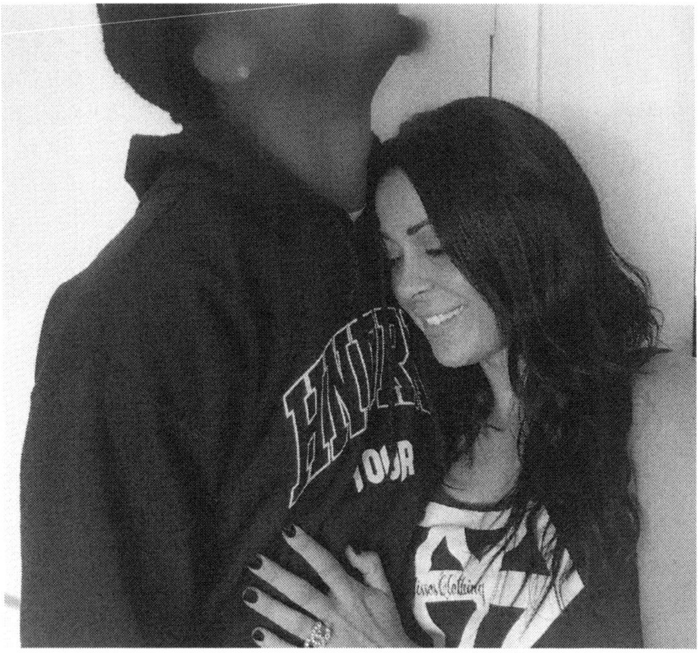

13

Le rêve… ou pas.

En rentrant à l'hôtel, je suis incapable de m'endormir. Je tape son nom sur le net, dans l'espoir de trouver un maximum d'infos sur sa vie personnelle. Bien sûr, la toile regorge de photos de lui. En fouinant sur sa page Facebook privée, je tombe sur une photo de son ex, et suis heureuse de voir que c'est une fille extrêmement simple. Pas de maquillage, pas de talons, pas de coloration…

Après de longues heures à ruminer, je m'endors, envoutée.

Le lendemain, S. m'invite à sortir avec lui en boîte. Comme j'ai vu que sa copine était très simple, je me dis que je ne dois pas en faire des caisses. J'ai si peur de ne pas lui plaire que je « m'adapte » un peu. Auprès de lui, j'espère trouver du réconfort. J'espère combler l'attention, la bienveillance, que mon père et mon beau père n'ont pas su me donner. C'est également pour cette raison que je m'attache rapidement aux hommes : bien que je n'ai pas confiance en eux, je tombe amoureuse parce que j'ai besoin d'aimer, j'ai besoin que l'on m'aime. Ce soir-là, S. me donne donc rendez-vous devant une boîte, à minuit.

Je suis très stressée, car je ne sais pas ce qu'attend réellement S. de moi. En temps normal, je l'aurais catalogué « mec comme les autres » puisqu'un homme reste un homme. Mais il a l'air si timide, si sincère, si gentil, que je ne peux m'empêcher d'espérer. Et si, cette fois-ci, tout se passait bien ? Et si j'avais raison d'y croire ? Et s'il me manipulait ? Je suis totalement déstabilisée. Le fait qu'il soit une personnalité ne m'aide pas : à ses cotés, je me sens vraiment bizarre. Je me dis : « Il peut avoir toutes les filles qu'il veut, et c'est moi qu'il choisit. » Je me sens exister.

La soirée se déroule merveilleusement bien. A mon grand étonnement, S. me présente à ses amis et me tient la main devant tout le monde. Il tente de m'embrasser en public, mais je le repousse gentiment. Toute la soirée, il fait très attention à moi. Il ne me lâche pas d'une semelle. Il est poli, galant, protecteur. Il ne m'abandonne pas une minute pour parler avec ses amis. Je me sens réellement en sécurité. Quelque chose me dit que j'ai raison d'avoir confiance en lui.

Toutes les filles viennent lui demander des selfies. Il ne me met pas à l'écart pour autant. Il me présente même parfois à ses « fans » :

– This is my girlfriend Shanna, she's a very good singer.

Même si son comportement m'étonne, je continue à croire en cette bienveillance, en cette sincérité. Je me sens bien.

A cinq heures du matin, épuisés, nous décidons de rentrer. Il me demande :

– Tu rentres à l'hôtel, ou tu dors chez moi ?

Sans réfléchir, je réponds :

– Je rentre à l'hôtel.

Mais je suis partagée. Je revois Youti et je pense « Pas question de dormir chez un homme.» Puis je le regarde, si beau, si doux, et je me dis que je ne peux pas me permettre de tout foutre en l'air. J'ai à mes cotés un grand passionné de musique, beau et gentil. Ce serait vraiment du gâchis.

– Non, finalement, je viens avec toi. Mais n'attend rien de moi.

En rentrant à l'appartement, je me mets aussitôt au lit, dans un pyjama large tue-l'amour pour être bien sûre qu'il n'ait pas envie de moi ! Mais, au moment où il sort de la salle de bain, torse-nu, sublime, je réalise que, finalement, c'est moi qui ai envie de lui. Je me laisse aller.

Le lendemain matin, S. est adorable. Il m'apporte le petit déjeuner au lit. Immédiatement, il me demande, l'air triste :

— Qu'est-ce que tu veux faire ? Tu veux rester avec moi à New-York ? Je n'ai pas envie que tu repartes à Miami.

S. me prend de cour. Subitement, je suis effrayée. Je lui souris et ne réponds pas. Je pense à Nicolas, à mon beau-père, à Christian, à Youti, aux clients du stripclub et je me dis : « Tôt ou tard, ça finira mal. Autant y mettre un terme tout de suite. »

Plus tard dans la journée, il me pose à l'aéroport. Je suis bouleversée. Dans l'avion pour Miami, je me sens mal. Mes pensées noires ont refait surface. Arrivée chez moi, je pose mes valises, je regarde mon appartement vide, silencieux, et j'ai terriblement envie de rentrer en France.

Mon angoisse empire au fil des heures. C'est comme si, aujourd'hui, le vase venait de déborder. J'essaie d'apaiser mon stress en buvant un verre, en me posant tranquillement, mais c'est de pire en pire. Je voudrais pouvoir joindre mes amis en France mais avec le décalage horaire, tout le monde dort.

Je vais sur le balcon, j'essaie de respirer mais je suffoque. Je regarde en bas – plusieurs dizaines de mètres me séparent du sol. Je veux sauter.

Je reste plantée là pendant de longues minutes. Je ne trouve pas le courage de sauter. Alors je rentre dans mon salon, je prends un couteau et m'entaille à nouveau le poignet. Au début, c'est très superficiel. Je m'effleure à peine, juste pour me soulager. Puis, désespérée, je donne un grand coup de lame dans mes veines. Le sang gicle. Ne sachant pas quoi faire, ni à qui parler, j'envoie un message à l'un de mes ex – que je ne citerai pas. Il me répond :

– Arrête de te donner en spectacle.

Puis il éteint son téléphone. J'enroule un bandeau autour de mon poignet. Épuisée, je m'endors sur le canapé taché de sang.

14

« Music saved my life »

Je suis au plus bas. France ou Etats-Unis, ça ne change rien. Je me sens tantôt Alicia, tantôt Shanna. Mais, Alicia ou Shanna, c'est pareil : les deux vont mal. Je traîne avec moi une profonde mélancolie. Je ne sais plus vraiment pourquoi je suis malheureuse. Depuis ma dernière tentative de suicide, j'ai oublié beaucoup de choses. Je décide de voir une thérapeute, qui parvient à apaiser quelques uns de mes maux, après une grande quantité de séances. Mais ça n'est pas suffisant. Dès que je passe la porte de mon appartement, je me sens affreusement mal. Cette solitude me pèse trop. Sur les réseaux sociaux, ou en public, je souris toujours. Je dis « Tout va bien » tout en pensant « Je suis au plus mal. » Je fais des blagues, je me force à rire. Je vais tellement mal que je tente même de prier pour aller mieux.

Pour tenter de me sortir la tête de l'eau, je décide de me fondre dans la musique. Je ne veux plus vivre que pour ça. Je veux chanter et gagner de l'argent, c'est tout. Je passe mes nuits entières à faire des recherches musicales. Je joue du piano, chante et compose sur l'ordinateur. Lorsque je compose, je me mets dans un état second. Une bouteille d'alcool et un pochon ne sont jamais très loin. En journée, je suis obligée de porter des lunettes de soleil. Je suis défigurée par la fatigue. J'ai le teint gris, les yeux rouges. Je divague.

Je survis grâce à la musique. Parallèlement, je m'auto-détruis.

Après y avoir durement travaillé, je parviens à tourner mon premier clip. Cette chanson raconte l'histoire d'un homme qui trompe sa copine. « VIC » signifie « victime ». Dans ce clip, je provoque les hommes, j'en fais mes victimes. C'est une manière de me venger, même si cela est fictif. Parler des hommes dans la musique me fait un bien fou. Je joue le rôle de l'allumeuse, qui prend les hommes pour mieux les jeter. Comme lorsque je dansais sur les podiums.

Ma psy me donne raison. Elle soutient l'idée que la musique peut être un bon exutoire. C'est cette même femme qui me conseille de commencer à écrire, pour me libérer.

J'enregistre à Miami une dizaine de titres. Je passe beaucoup de temps en studio. J'investis énormément d'argent dans la musique, qui ne me rapporte rien d'autre que de la satisfaction. Je suis toujours mal en point mais, grâce à la musique, je me sens de mieux en mieux.

Le tournage des clips, particulièrement, me fait beaucoup de bien. Je suis le centre de l'attention. On est au petit soin pour moi et je suis la vedette de la journée – tout ça dans le milieu musical.

Peu à peu, je remonte la pente. Ma notoriété grimpe. Certains de mes clips ont été vus plus d'un million de fois sur YouTube. Récemment, l'un d'eux a été diffusé sur Time Square ! Tout se passe au mieux. Je perce doucement. Malgré des commentaires haineux – que j'ai cessé de lire depuis longtemps – mes titres plaisent. Chaque commentaire positif me met du baume au coeur.

Mais, une fois de plus, la vie ne me fait pas de cadeaux. Je m'y attendais. Ma paranoïa m'amène, une après-midi, à fouiller dans les papiers de ma manageuse. Je tombe sur des contrats, qu'elle a signé en *son* nom avec *mes* titres. Je trouve également des factures, qui démontrent qu'elle me doit beaucoup plus d'argent qu'elle ne le prétend. Et, cerise sur le gâteau, j'apprends par la suite que ma manageuse a couché avec l'une de mes dernières « fréquentations »...

Je suis à bout. Je me dis que je ne peux faire confiance en personne. Que ce soit dans ma vie amoureuse ou professionnelle, toute ma vie, je serai trahie. Par la suite, d'autres personnes que je croyais de confiance, se serviront de moi. C'est l'un des inconvénients principaux de la notoriété : on ne sait jamais si les personnes qui nous approchent sont sincères, ou veulent profiter de nous. En médiatisant mon image, je n'imaginais pas que, sur certains points, j'allais remuer le couteau dans la plaie. J'ai démarré dans la vie en n'ayant pas confiance en moi. Par la suite, c'est en les hommes que j'ai perdu confiance.

Aujourd'hui, je n'ai plus confiance en PERSONNE. En personne, sauf peut-être en ma voix et en mon piano.

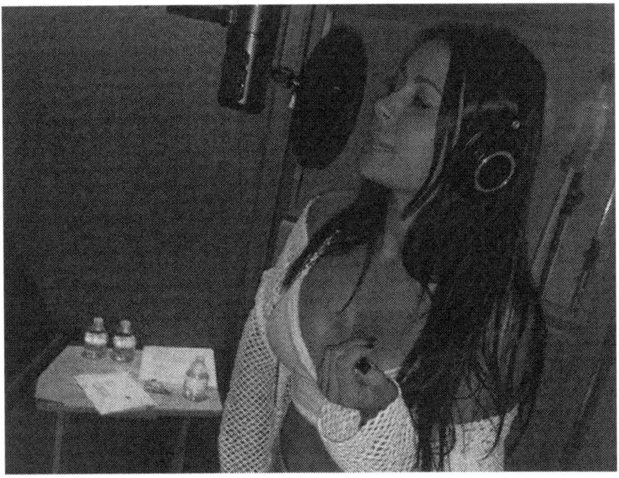

Je ne parlerai pas des relations qui ont suivi S.

Vous en savez suffisamment comme ça.

Je ne parlerai pas des deux autres personnalités qui m'ont approchée, pour ensuite me trahir à leur tour.

Je ne m'étalerai pas sur mon avortement, les quantités monstrueuses de sang que j'ai perdu pendant des jours et des jours.

Je ne m'étalerai pas davantage sur ma solitude.

Parce que j'aurai beau faire n'importe quoi, je sais que cette solitude ne sera jamais comblée.

Parce que j'aurai beau faire un travail sur moi-même, je sais que je ne serai jamais totalement guérie. Guérir de l'inceste et du viol, est-ce au moins possible ?

Shanna ou Alicia, je serai toujours la même : écorchée vive. J'irai mieux, parfois.

Mais rien n'effacera jamais ce que j'ai vécu. Même si les souvenirs disparaissent, le coeur, lui, s'en souvient.

J'ai effacé mes souvenirs mais ça n'a pas aidé. C'est avec ma force, ma volonté, que j'ai pu changer mon histoire grâce à la télé et à la musique. Moi qui étais prédestinée à ne vivre que des horreurs, je suis parvenue à réaliser mon rêve. J'encourage tous ceux qui ne croient plus en rien, à continuer à se battre malgré tout. La persévérance peut faire de grandes choses !

Alicia

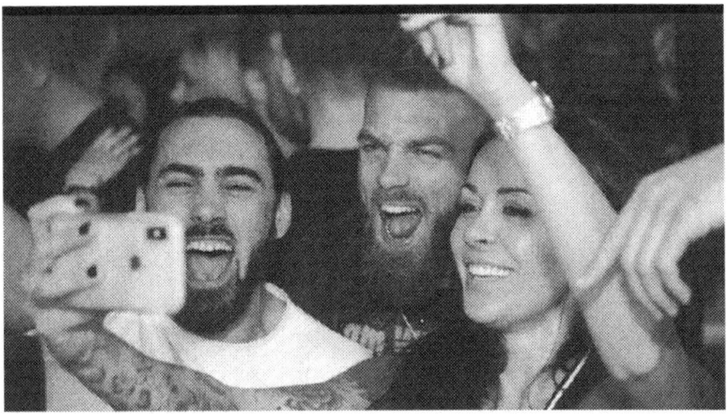

REMERCIEMENTS

Merci à tous mes followers, aux nouveaux comme à ceux qui me suivent depuis le début. Vous m'avez donné beaucoup d'opportunités dans ma vie.

Merci à mes parents, malgré tout. Je ne suis pas fâchée contre vous ! J'en profite d'ailleurs pour vous dire que :

JE VOUS AIME.

Comme je ne sais pas le dire oralement, c'est peut-être la seule fois de ma vie que j'aurai l'occasion de vous le dire…

Merci à mes amis proches, qui ont toujours été là pour me soutenir.

Et enfin, merci à Louisiane qui m'a aidée à mettre ce livre en forme.

* #

D. continue pendant des années
à fantasmer sur les petites filles
que nous sommes. Je n'apprendrai
cet épisode que des années plus tard.
Effrayée, Alizée mettra plus de 10 ans
à nous ~~dire~~ raconter cette "~~histoire~~"
horreur.

Tous les vendredis soirs, D. décide
d'organiser, dans le salon
une SOIRÉE KARAOKÉ. Ce qu'il veut,
ce n'est pas nous amuser, mais
chanter avec moi. Chaque semaine
il veut que nous chantions la
même chanson de
"Johnny Hallyday et
Lara Fabian
"Requiem pour un Fou"
C'est une déclaration qu'il me
fait et ma mère ne réalise pas.

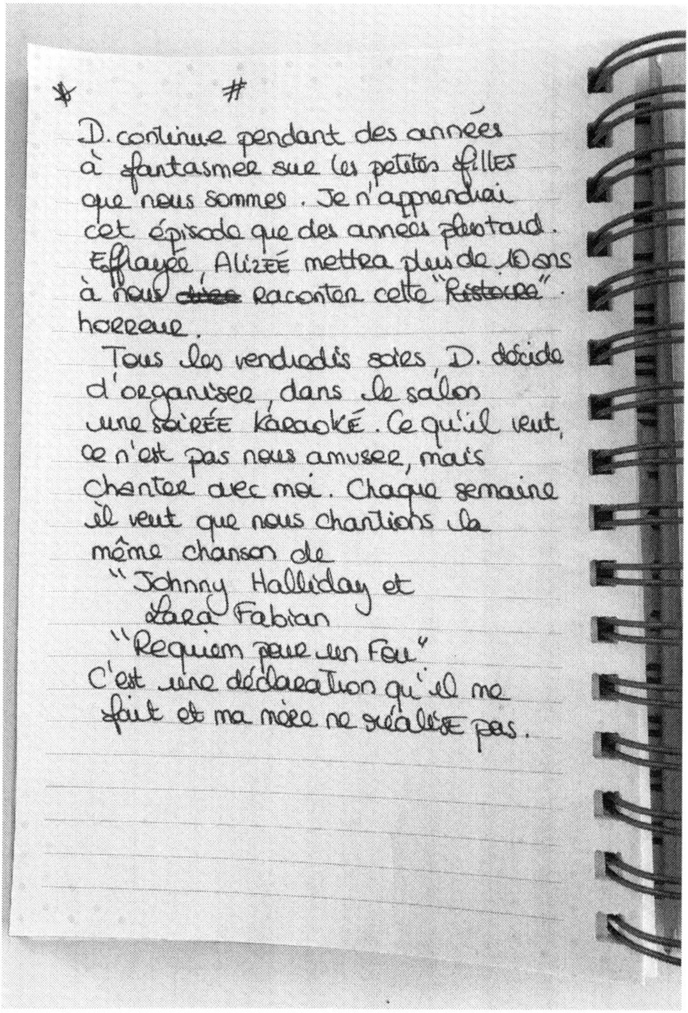
* #

D. continue pendant des années
à fantasmer sur les petites filles
que nous sommes. Je n'apprendrai
cet épisode que des années plus tard.
Effrayée, Alizée mettra plus de 10 ans
à nous ~~dire~~ raconter cette "~~histoire~~".
horreur.

Tous les vendredis soirs, D. décide
d'organiser, dans le salon
une soirée karaoké. Ce qu'il veut,
ce n'est pas nous amuser, mais
chanter avec moi. Chaque semaine
il veut que nous chantions la
même chanson de
"Johnny Halliday et
Lara Fabian
"Requiem pour un Fou"
C'est une déclaration qu'il me
fait et ma mère ne réalise pas.

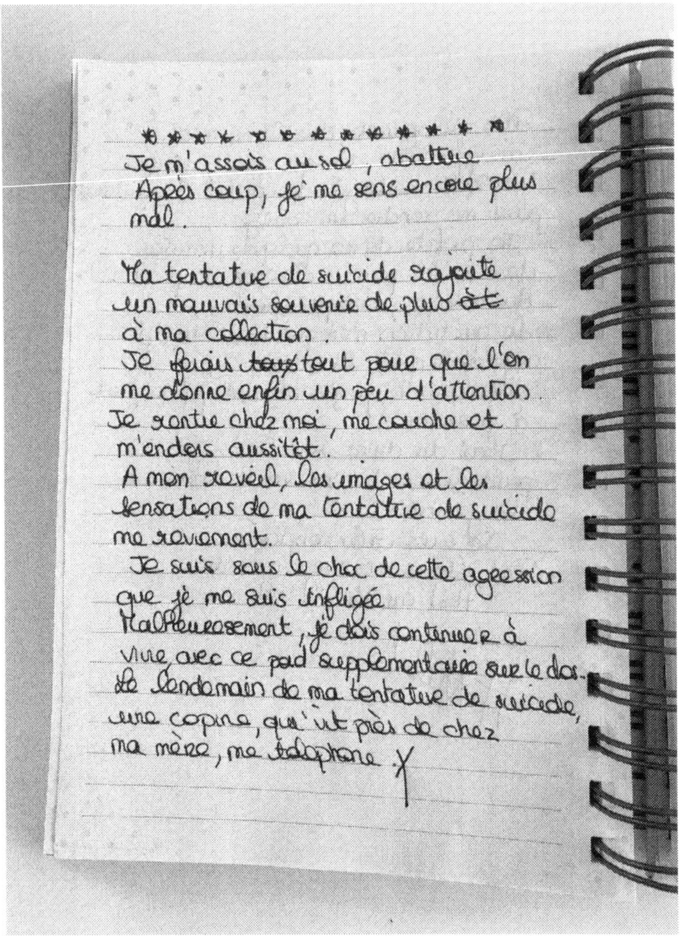

* * * * * * * * * * * * *

Je m'assois au sol, abattue
Après coup, je me sens encore plus mal.

Ma tentative de suicide rajoute un mauvais souvenir de plus ~~et~~ à ma collection.
Je ferais ~~tous~~ tout pour que l'on me donne enfin un peu d'attention.
Je rentre chez moi, me couche et m'endors aussitôt.
A mon réveil, les images et les sensations de ma tentative de suicide me reviennent.
Je suis sous le choc de cette agression que je me suis infligée
Malheureusement, je dois continuer à vivre avec ce poid supplémentaire sur le dos.
Le lendemain de ma tentative de suicide, une copine, qui vit près de chez ma mère, me téléphone. X

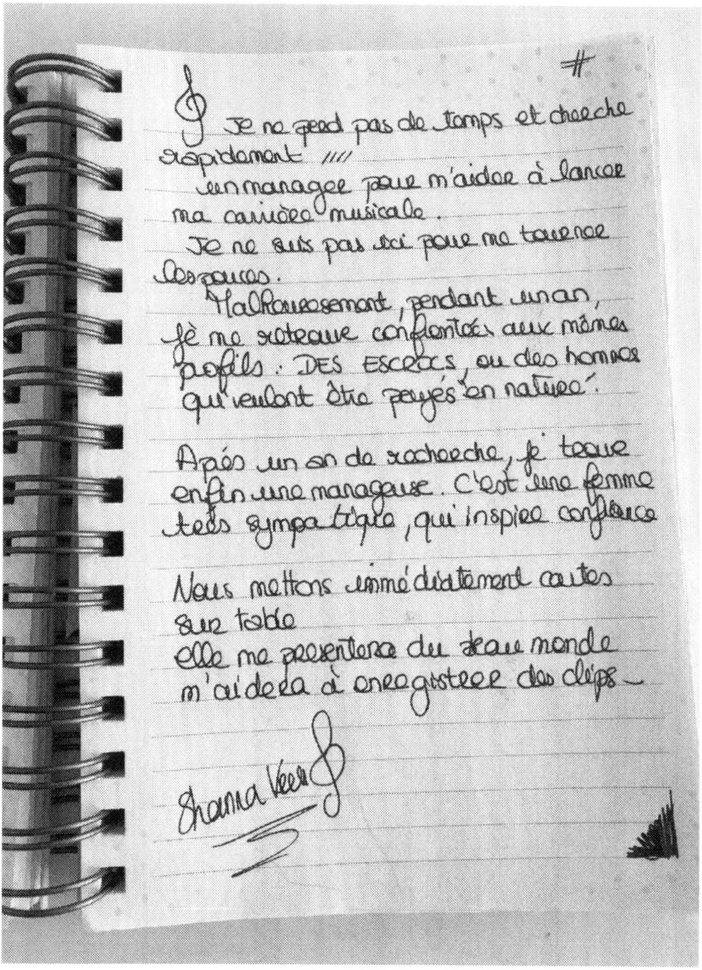

#

Je ne perd pas de temps et cherche rapidement ////
un manager pour m'aider à lancer ma carrière musicale.
Je ne suis pas ici pour me tourner les pouces.
Malheureusement, pendant un an, je me retrouve confrontée aux mêmes profils : DES ESCROCS, ou des hommes qui veulent être payés "en nature".

Après un an de recherche, je trouve enfin une manageuse. C'est une femme très sympathique, qui inspire confiance

Nous mettons immédiatement cartes sur table
elle me présentera du beau monde
m'aidera à enregistrer des clips –

Shanna Veer

Printed in Poland
by Amazon Fulfillment
Poland Sp. z o.o., Wrocław

54720666R00083